瞬間變鷹眼！
提昇視力的3D藝術畫

前 言

恢復視力的方法中，鍛鍊眼部肌肉是非常有效的。

在這裡介紹「提升視力的藝術畫」的方法。

乍看之下，這些插圖似乎只是普通的圖樣，但當你專注凝視它們時，

立體的圖樣會逐漸浮現出來。這就是透過立體視覺實現視力提升的方法。

眼科醫師本部千博先生表示，觀看這種提升視力的藝術畫，

可以讓眼部肌肉緊張和放鬆交替進行，

這對眼睛來說是最佳的運動。

他本人原本下滑到0.1的視力也得以提升，

並且至今仍維持良好的狀態，由此可見其效果。

此外，本書中的藝術作品製作者──喬治3(註)

每天也都會觀看3D藝術畫來進行眼部肌肉訓練，

據說他在80多歲時仍能夠以裸視的狀態下更新駕照，完全不需要戴眼鏡。

本次也收錄了多幅只需觀看即可改善老花眼和近視的名畫。

請務必在欣賞這些畫作的同時，享受「訓練」眼睛的樂趣！

（註）：喬治先生，日語中的數字3與先生的發音同。

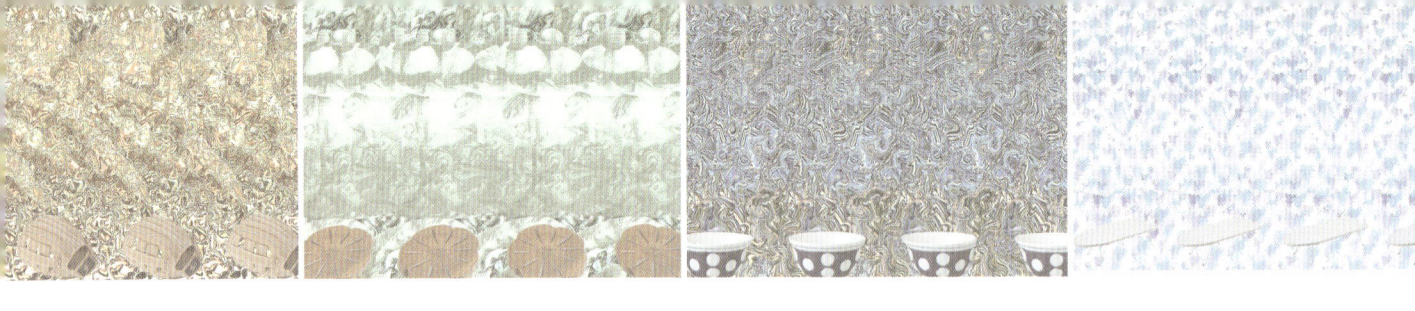

Contents

4　連我本人下滑到0.1的視力也能恢復到免戴眼鏡！
　　觀看3D藝術畫是對眼睛和大腦的最佳運動！
　　　　　　　　　　　　　　　　　　　　　　　眼科・綜合醫療本部診所院長 本部千博

5　3D藝術畫 2種觀看法**平行法與交叉法**

6　「3D藝術畫」作者在80多歲時依然能以裸視更新駕照！
　　不需要眼鏡的秘訣在於每天進行眼部肌肉訓練。
　　　　　　　　　　　　　　　　　　　　　　　3D立體視插畫家 喬治3

7　提升視力的3D藝術畫 第1章　[平行法]

8	①背在背上	20	⑪喂～！
9	②要帶哪一個出門？	21	⑫使用時請插上
10	③摺疊收納	22	⑬錄音帶仍舊很受歡迎
11	④一早最先聽到的聲音	23	⑭叭──
12	⑤面壁9年	24	⑮兒童專用車
13	⑥人類最好的朋友	25	⑯以前是腳踏式的
14	⑦鑽孔	26	⑰太空船的一種
15	⑧這是日本的中心嗎？	27	⑱製作小麥粉的地方
18	⑨不要踩空掉下去喔！	28	⑲需要依賴風力
19	⑩請搖晃！		

提升視力的3D藝術畫

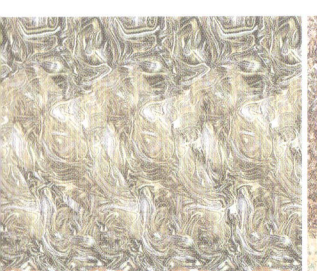

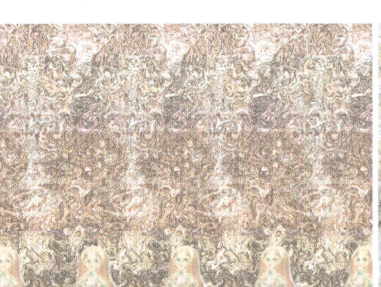

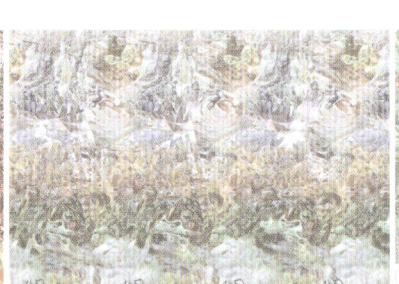

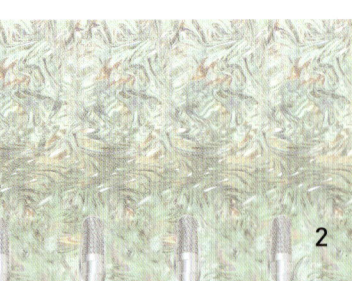

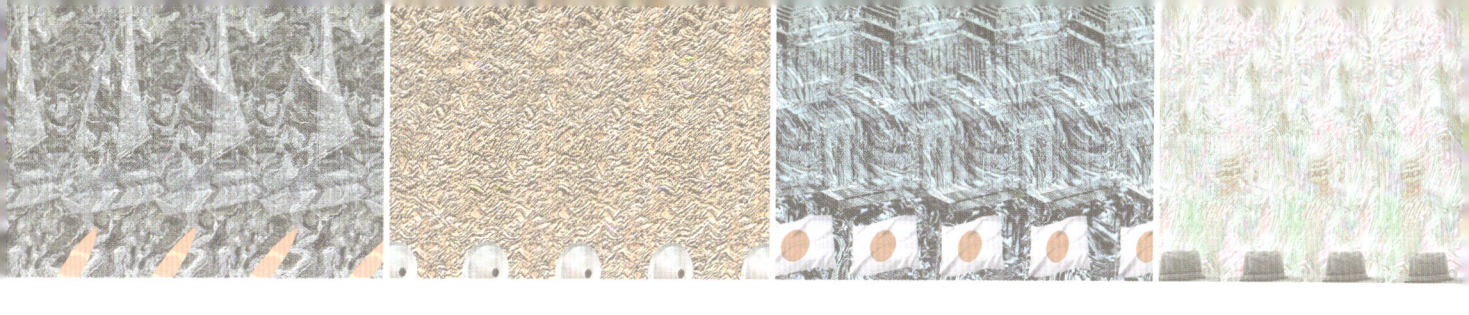

16　透過細胞層的按摩效果
　　恢復視力！改善眼睛疲勞！「**超音波視力恢復器**」
　　　　　　　　　　　　　　　　　　　　　　　　　超音波視力恢復器採訪組

30　改善老花與近視！
　　眼科醫師推薦**讓視力變好的名畫**
　　　　　　　　　　　　　　　　　　　眼科・綜合醫療本部診所院長 本部千博

35　提升視力的3D藝術畫 第2章 ［交叉法］

36　⑳首先要剝皮
37　㉑Sit down,please!
38　㉒很抱歉請改道通行
39　㉓稍微休息一下
40　㉔有六根弦
41　㉕早期也稱之為火斗
42　㉖步行相當遲緩
43　㉗刨木屑
44　㉘不是土瓶蒸喔！
45　㉙農曆新年的童玩

46　㉚可以蒸煮的器具
47　㉛也有穿著這個的貓咪
48　㉜一想到點心就是這個
49　㉝是黃金還是鉑金？
50　㉞在街上移動相當方便
51　㉟只管挖掘
52　㊱用兩隻眼睛觀看
53　㊲分成好幾個部分
54　㊳可以看到遙遠的地方

55　對答案

連我本人下滑到0.1的視力
也能恢復到免戴眼鏡！觀看3D藝術畫
是對眼睛和大腦的最佳運動！

眼科・綜合醫療
本部診所院長

本部千博

立體視有助於提升衰退的眼部肌肉力量

物體的形狀、顏色、大小和距離等特徵。而當眼睛總是以相同的方式使用時，大腦會逐漸地變得懶惰。

這種藝術使用的插圖，乍看之下是一幅難以理解的神秘畫作。然而，當進行立體視時，具有深度感的圖樣會呈現在眼前。

在這個過程中，大腦會執行與平時不同的活動，例如有意識地將焦點從想看的對象上移開。這樣的刺激會讓大腦驚訝，進而認為：「我的眼睛有多種使用方式，需要更好地發揮其功能。」

因此，大腦得以活性化。

擊退視力下滑的關鍵在於「正確使用眼睛」和「大腦的活性化」。

眼睛和大腦之間有著密切的關係。光線的刺激進入眼睛後，大腦會適當地進行訊息處理，認識換證的。幫助我恢復視力的，就是通過立體視進行視力提升。

年輕時，我作為一名菜鳥醫生非常地忙碌，視力一度下滑到0.1。然而，後來我的視力得以恢復，現在仍舊不需要戴眼鏡。甚至駕照也是在裸視的狀態下通過換證的。

觀看3D藝術畫是眼睛和大腦的最佳運動。

通過一種稱為「立體視」的特殊觀察方式，可以讓圖樣立體化地浮現。這是一種我特別感受到效果的視力維持方法，並且我至今仍在實踐。

此外，立體視還能透過讓眼部肌肉（眼肌）進行緊張和放鬆來提升其力量。

立體視有兩種觀看方法：平行法和交叉法。

平行法是放鬆眼肌、將焦點對準遠處的一種方法。這種方式類似於漫不經心地凝視遠方，保持視線固定。隨著時間的推移，立體圖樣會逐漸地浮現出來。

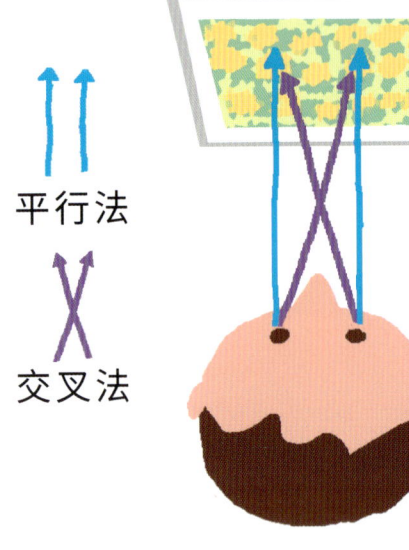

平行法
交叉法

交叉法則是將視線集中在近處，讓焦點在前方交錯的一種方法。右眼看左側，左眼看右側，自然形成鬥雞眼。不論哪種方法，都能提升眼睛與大腦的功能。不論症狀如何，建議盡量兩種方法都進行練習。

然而，過度訓練會對眼睛造成負擔，反而適得其反。建議每日進行5分鐘左右。佩戴眼鏡或隱形眼鏡的人士，也可以戴著進行練習。

眼科・綜合醫療本部診所院長。眼科醫師與整體醫療專家，主張「近視是可以治癒的疾病」，致力於讓戴眼鏡及隱形眼鏡的人能放鬆眼肌，以提升視力。著作與監修書籍眾多。

平行法 與 交叉法

3D藝術畫 2種觀看法

立體視有兩種觀測方法：平行法和交叉法。
平行法是放鬆眼部肌肉來觀看的方式，
交叉法則是收縮眼部肌肉，用鬥雞眼的方式來觀看。
為了改善老花眼和近視，請盡量同時進行這兩種方法。

使用眼鏡或隱形眼鏡的人，可以在佩戴的情況下進行練習。

用交叉法觀看平行法的圖（●●），或用平行法觀看交叉法的圖（▼▼）時，圖樣不會凸出，反而會呈現凹陷的效果。

平行法的觀看方法（●●圖樣）

1 將標有●●的圖樣放置在距離臉部約5cm的地方，保持視線焦距模糊的狀態觀看圖樣。

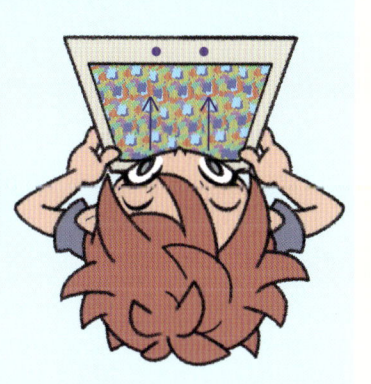

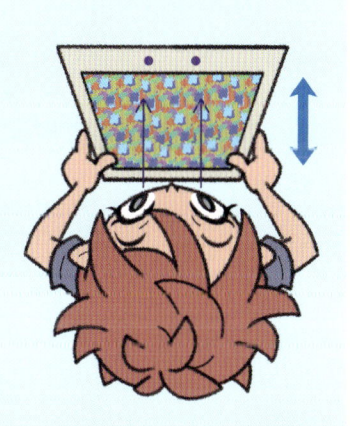

2 在視線焦距模糊的情況下，將圖樣緩慢地拉遠或拉近，大約在20cm範圍內調整距離。當兩個●●重疊成三個●●●時，停止移動並集中注意力在圖樣上。

3 當你逐漸地看到圖樣中浮現某些形狀時，慢慢調整視線到圖樣清晰的位置，觀賞浮現出的立體形狀。

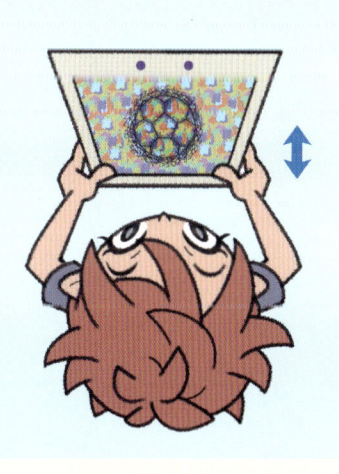

交叉法的觀看方法（▼▼圖樣）

1 將標示有▼▼的圖樣放置在距離臉部約10 50cm的位置。在圖樣和臉的中間點豎起一根手指、凝視手指的尖端。

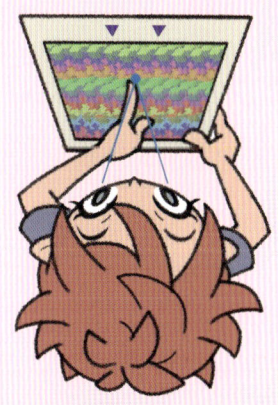

2 保持凝視手指的尖端，同時緩慢地將手指移向圖樣或臉部。在兩個▼▼重疊成三個▼▼▼時停止移動，持續凝視手指的尖端。

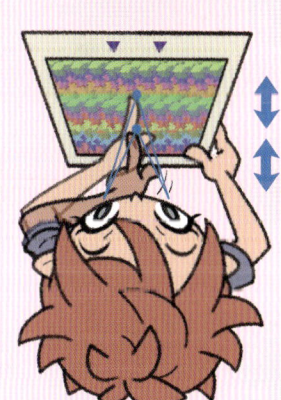

3 邊凝視手指的尖端一邊將注意力轉移到圖樣上。背景中的部分圖樣會逐漸地浮現出來，當你意識到手指似乎嵌入浮現的圖樣中時，慢慢地將視線從手指的尖端移開，觀賞浮現的立體形狀。

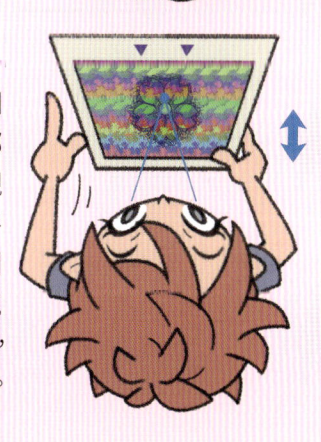

「3D藝術畫」作者
在80多歲時依然能以裸視更新駕照！
不需要眼鏡的秘訣在於每天進行眼部肌肉訓練。

3D立體視插畫家

喬治3（ジョージ3）

凝視遠近兩個位置是有效的。

我開始進行眼睛訓練的契機，是13歲時突然出現近視的情況。

本來前1分鐘還能正常閱讀的書籍，突然之間必須靠近眼前10cm內才能看得清楚。

於是，我去了圖書館，翻閱百科全書和家庭醫學等書籍，拼命思考並自創了一套「視力恢復運動」，結果大約2週內就恢復了。從那以後，我持續地進行眼部肌肉訓練長達70多年，至今不需要戴眼鏡。

其實，大多數的肌肉如果不經過主人的意識鍛鍊，就會逐漸衰退。無論是上半身還是下半身，都需要進行所謂的肌肉訓練。

眼部肌肉也是如此，如果置之不理就會逐漸衰退，導致近視、遠視、散光或老花眼等問題。眼部肌肉既然是肌肉，就必須進行訓練。

此外，從小就喜歡立體照片和「3D電影」等等的我，到了30多歲時，得知了一種不需要透過鏡片即可觀看的「裸視立體視（3D藝術）」的存在，因此開始探索3D的世界。裸視觀看3D立體圖需要透過眼球肌肉的收縮和放鬆，讓圖樣浮現出來。我直覺地認為，透過觀看立體圖片，可以積極活動眼部肌肉，在不知不覺中鍛鍊眼睛。

最重要的是「焦距的往復訓練」。凝視遠處、然後再凝視近處，反覆地進行。儘可能凝視遠處的景物超過10秒，接著將視線移到自己面前伸出的拇指指尖，凝視超過10秒。當然，使用食指或小指也可以。反覆多次地注視著遠近兩個位置，可以讓懶散的眼部肌肉重新運作起來，能夠有效預防近視、遠視等問題。

我每天都會進行遠近焦距切換的訓練，即使只有1分鐘也可以（如果感到厭倦就停下來），並且1天內反覆多次地進行這項訓練。這種持之以恆的努力最終能帶來效果。

我80多歲，視力的衰退仍然不明顯，去年更新駕照時，也能以裸視順利通過。像這樣，只要經常注意讓眼球活動，視力就不會退化；即使已經退化的視力，也能逐漸恢復。

從那以後，我還持續進行之前提到的練習之外，我還持續進行3D立體藝術畫，維持眼睛的健康！

希望大家也能透過觀看3D藝術畫，維持眼睛的健康！

出生於東京。自參與電視節目「ひょっこりひょうたん島《奇幻葫蘆島》」開始，之後參與了「おかあさんと一緒《和媽媽一起》」、「ケロヨンの大冒険《青蛙冒險》」、「ひらけ！ポンキッキ」等幼兒節目《開吧！碰碰吉》」等幼兒節目、教育節目和科學節目，累積了超過30年的經驗。至今仍從事拼貼動畫、人偶動畫、3D電腦圖形等相關創作工作。1973年開始播出的「ポンキッキ」《碰碰吉》中設計的角色「綠色恐龍ガチャピン《卡恰賓》」和「紅色河馬ムック《姆可》」，即使經過了50年，如今仍活躍於幕前。

本書的3D插圖即由其負責製作完成。

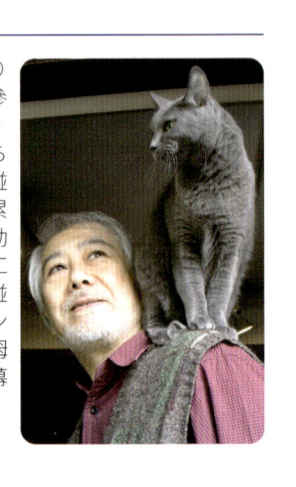

提升視力的3D藝術畫
第1章

[平行法]

首先,從平行法開始訓練吧!我們準備了 19 幅藝術作品。
「將焦點對準遠處,不要強迫對焦、
保持失焦(焦距模糊)地觀看」,圖樣就會浮現出來。
詳細地觀看方法刊載在第 5 頁,
請仔細閱讀後再享受這些作品吧!

① 話在哪上

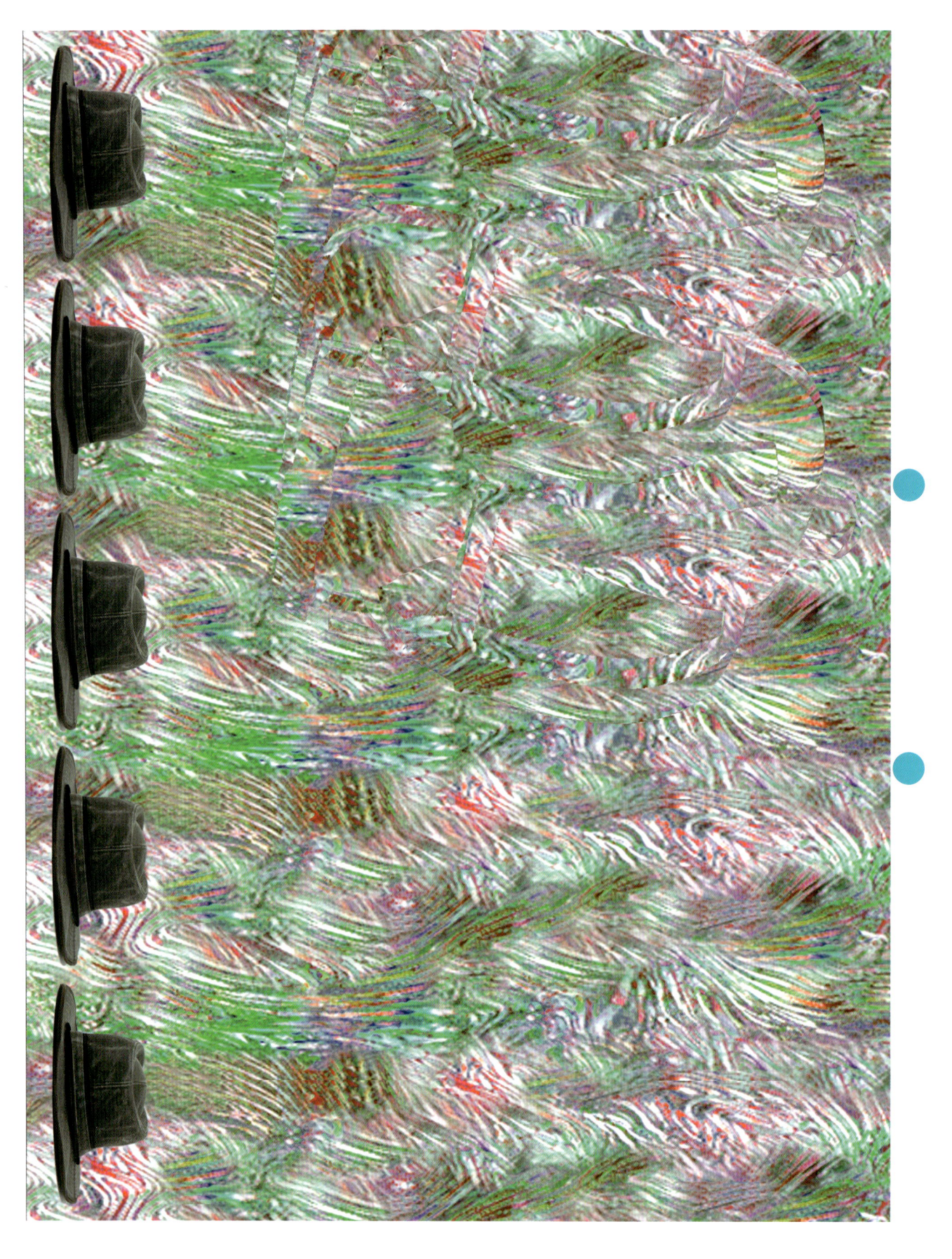

②要猜猜1個甲乙？

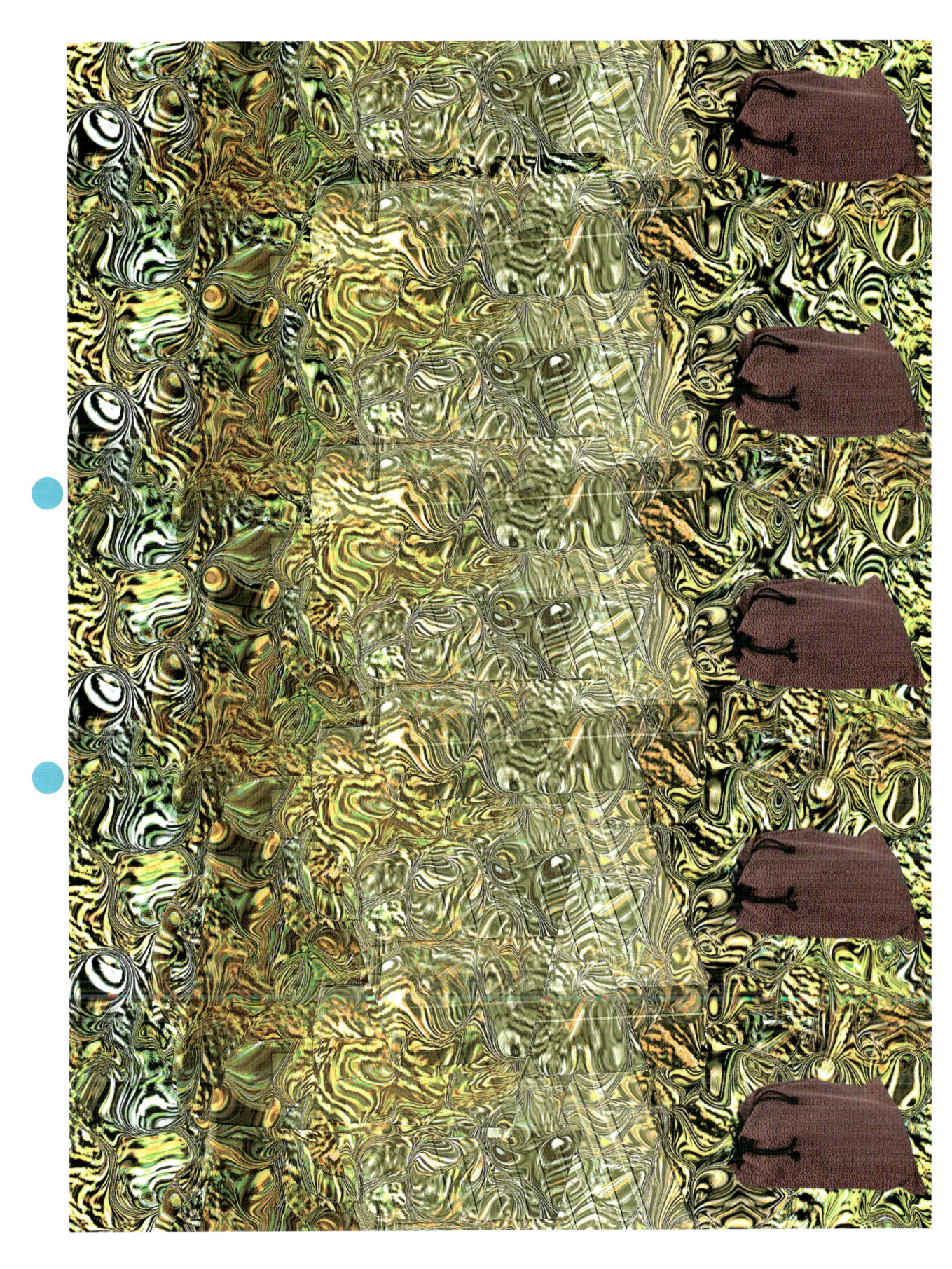

平行法

③ 傘體收納

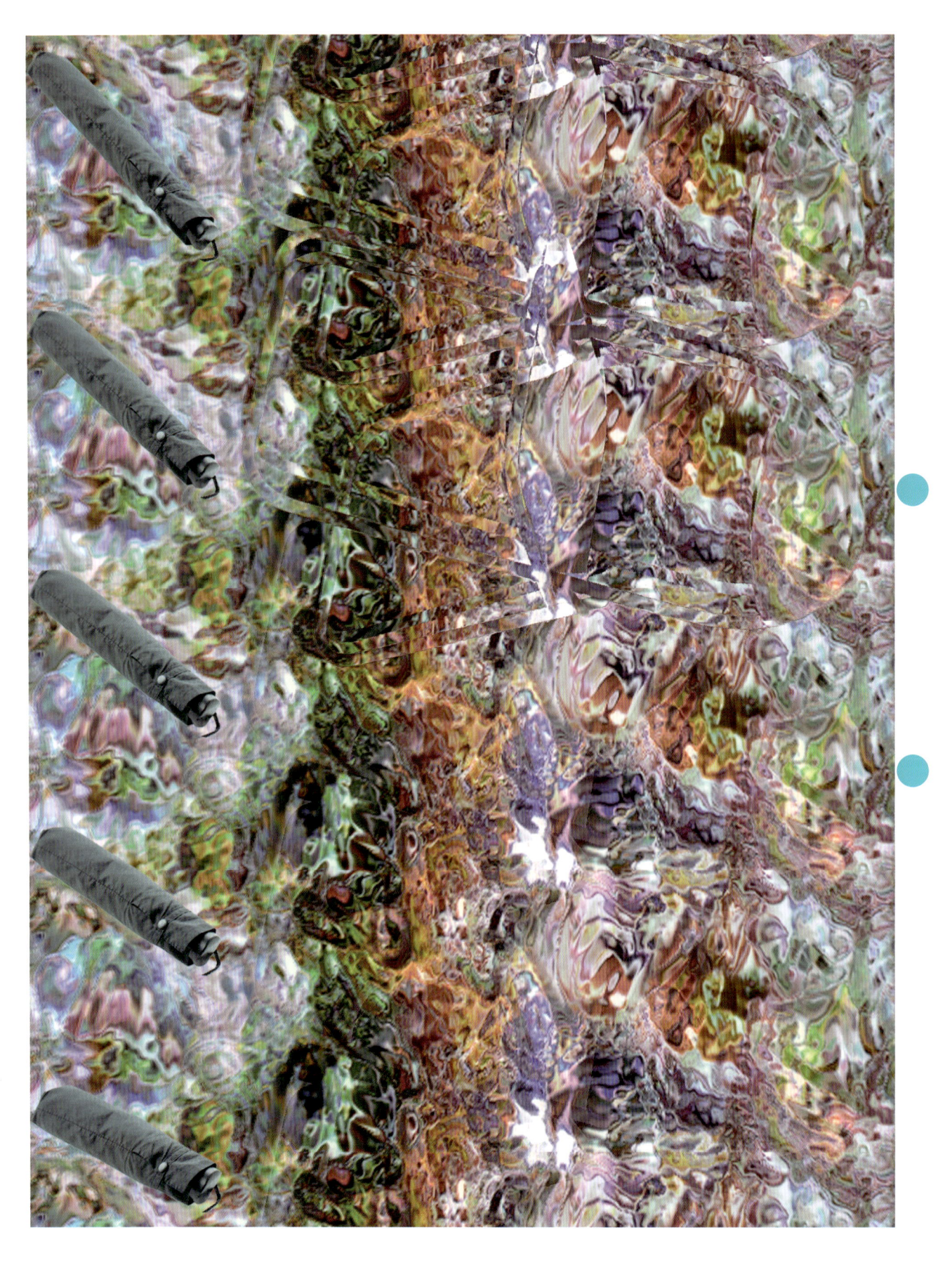

④ 目戴光鬃別的鴨子

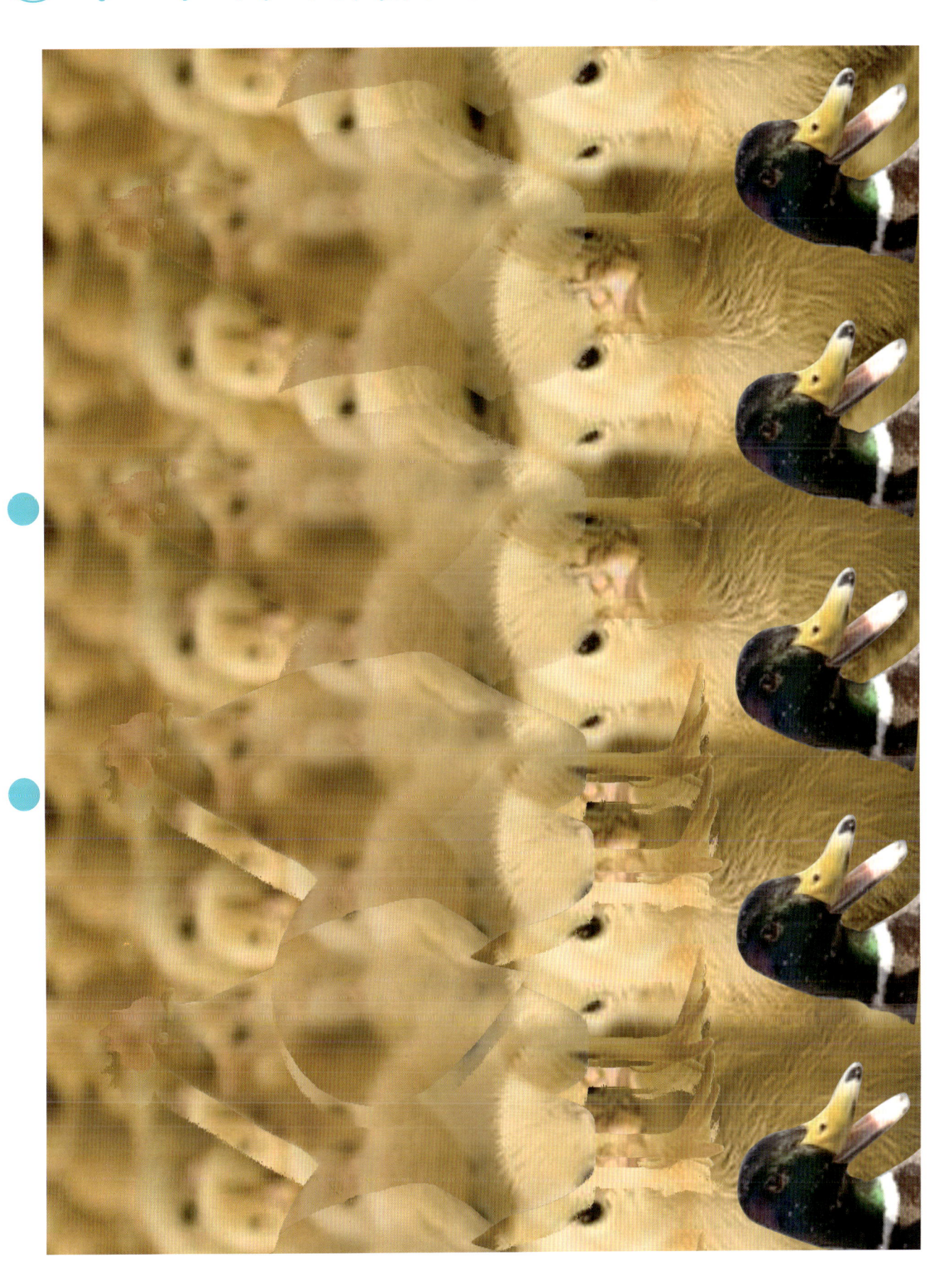

平行法

⑤ 国語 6年

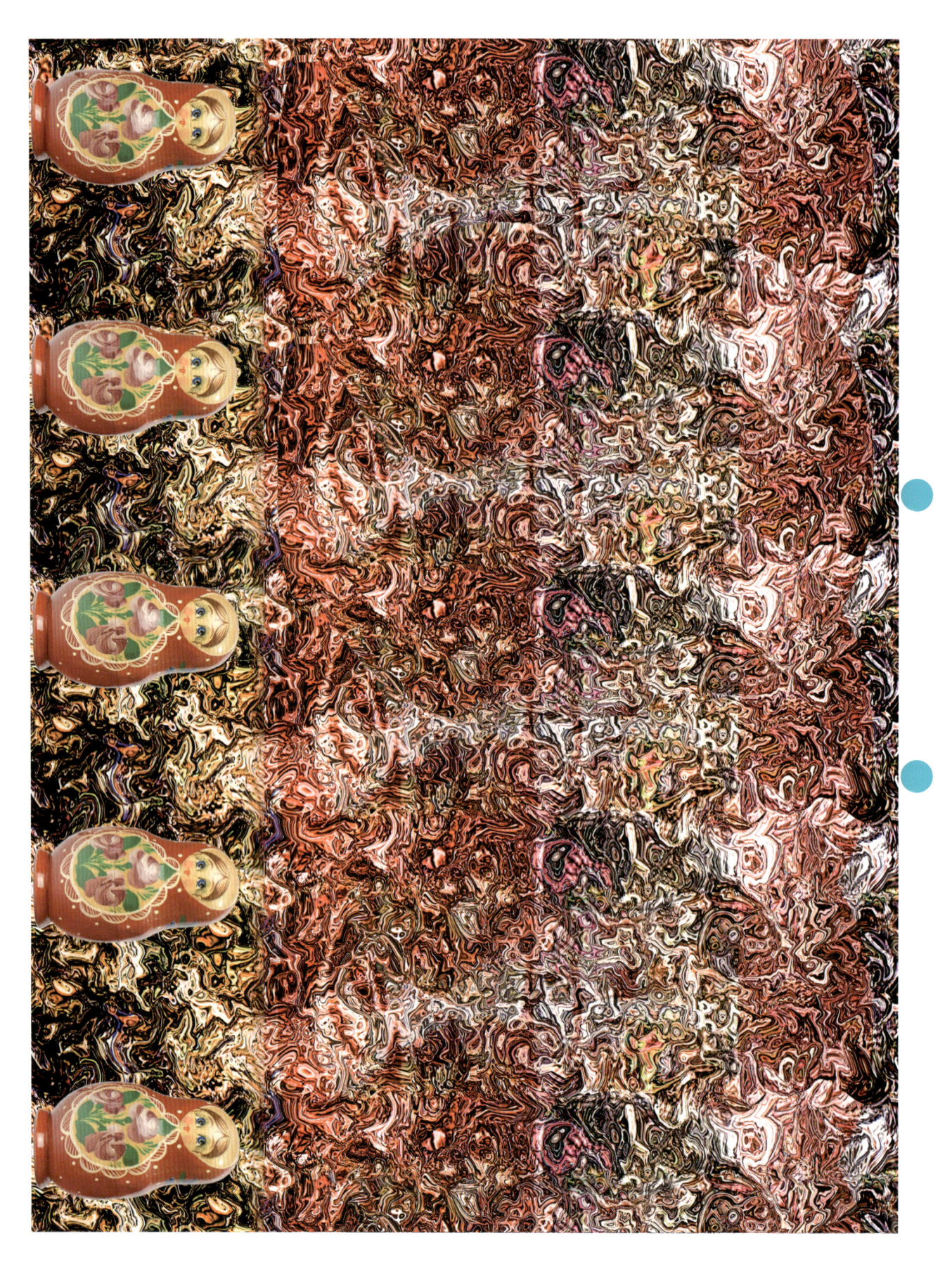

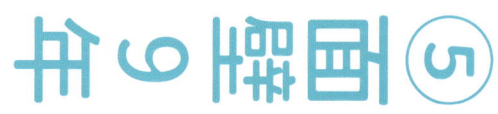

⑥ 人類最好的朋友

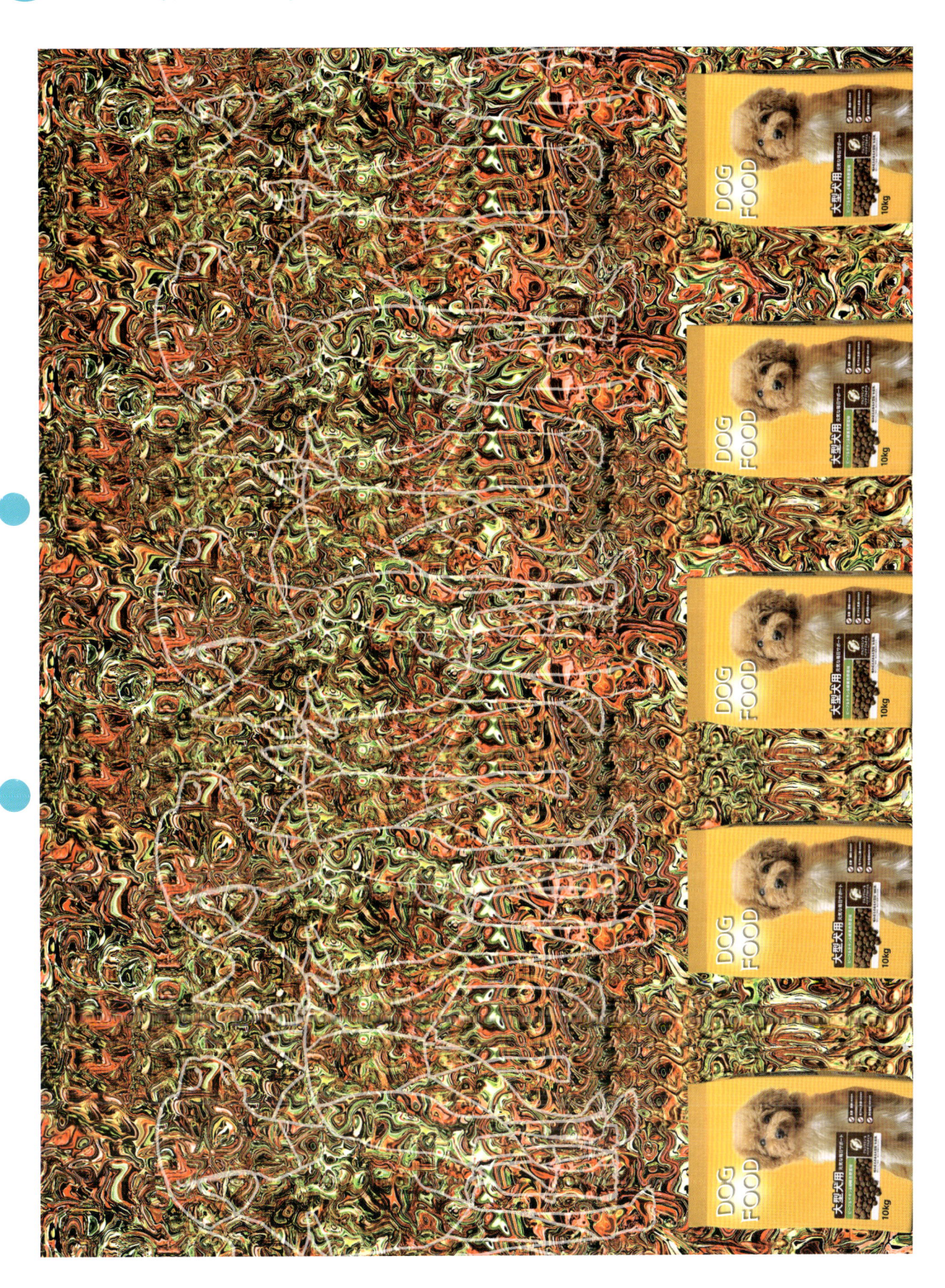

平行法

⑦ 鏡視下 テル

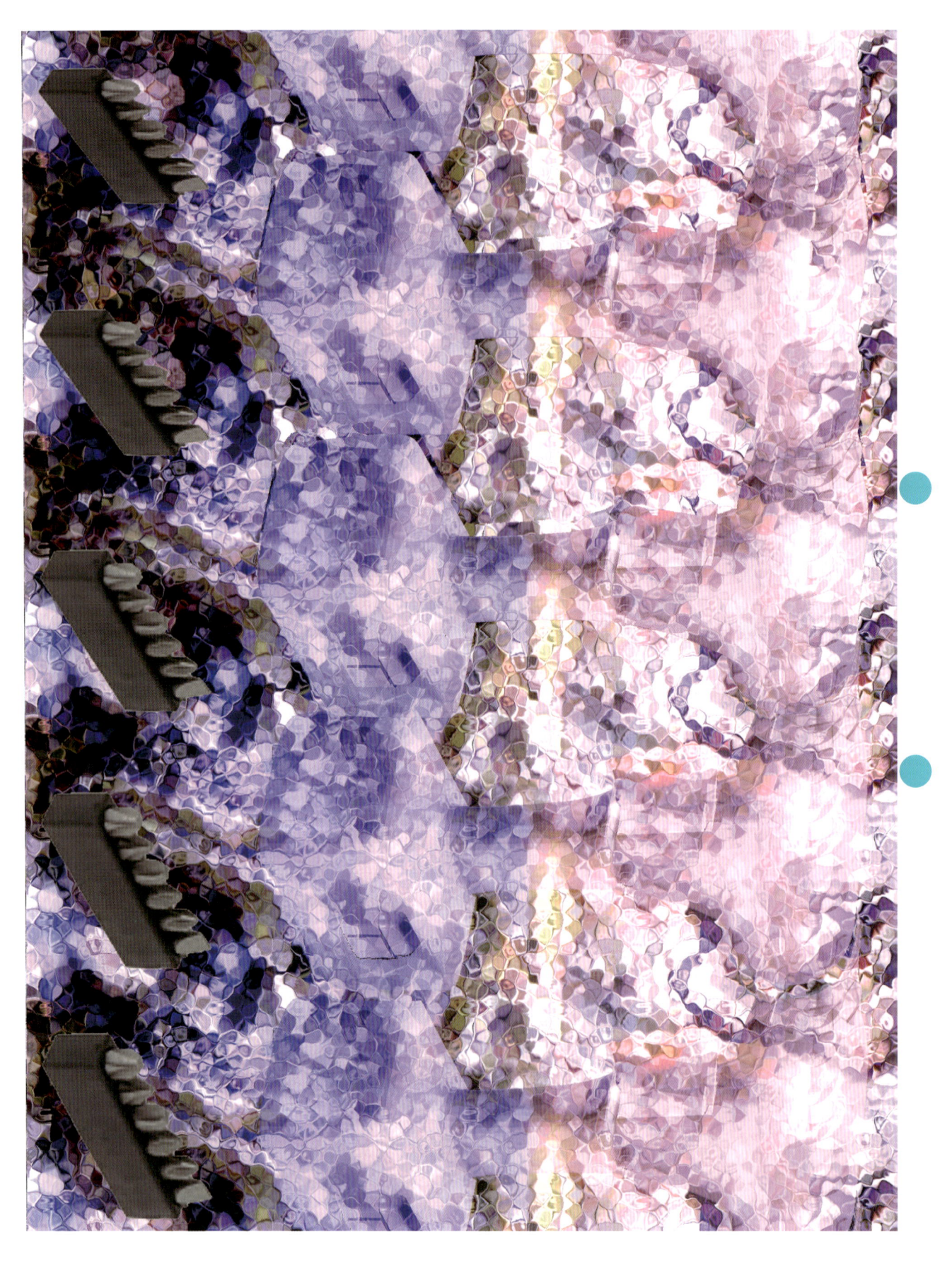

⑧ 這哩日本的中心嗎?

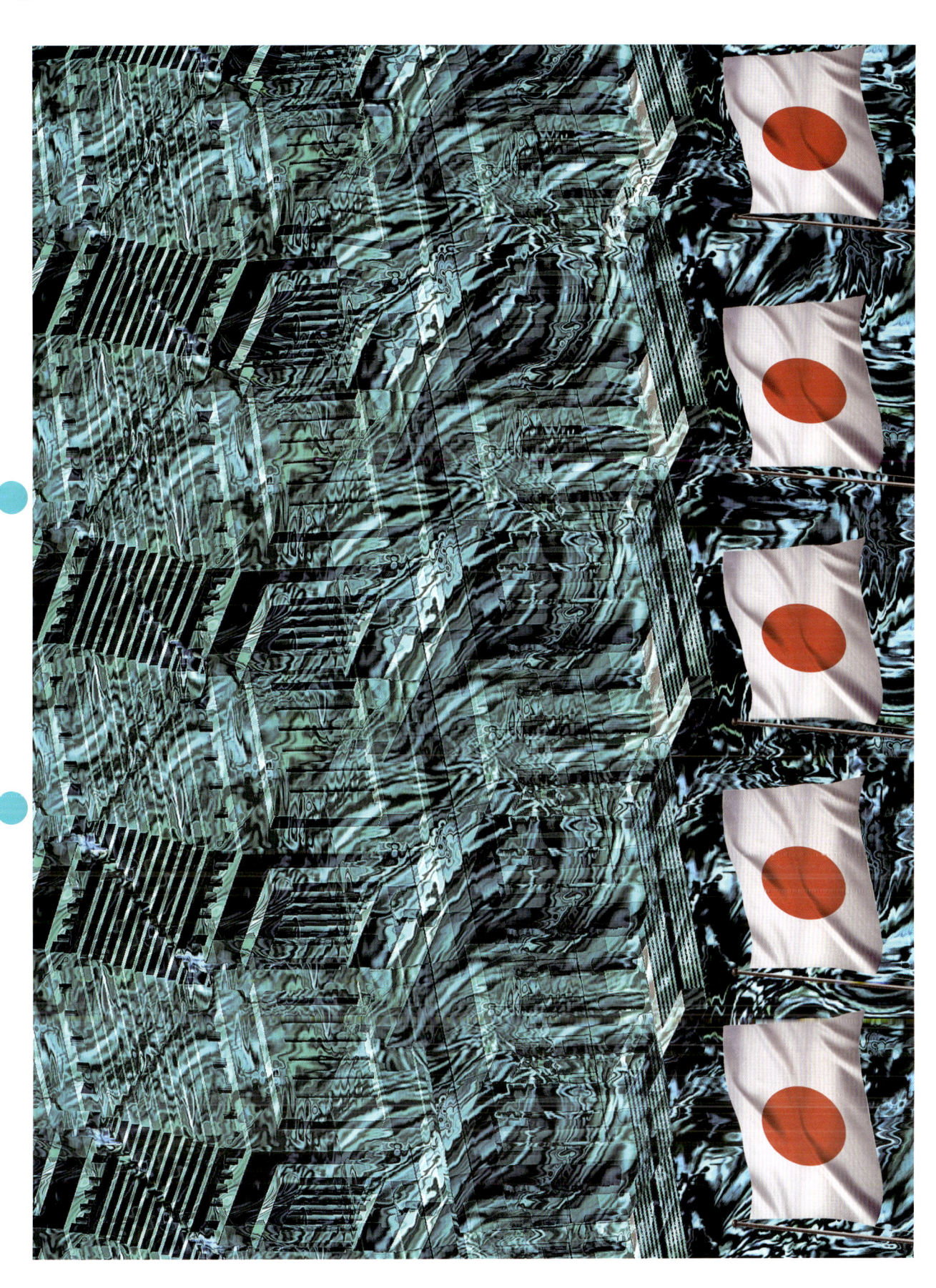

平行法

透過細胞層的按摩效果
恢復視力！改善眼睛疲勞！
「超音波視力恢復器」

超音波效果深入眼部深層組織

隨著智慧型手機等設備的普及，生活雖更加便利，但也有越來越多的人面臨「視力模糊」、「視力下降」、「頭痛加劇」等惱人的症狀。針對這些困擾，值得一試的是「超音波視力恢復器」。

超音波視力恢復器最早於昭和30年代由山本由記雄博士（當時為東京都立駒込醫院眼科主任）與芝浦工業大學共同開發，作為近視治療設備而問世。

該設備獲得日本厚生勞動省醫療器材認可，並在全國眼科治療領域中累積了長年的實績。自開始販售以來，已經有超過50年的歷史，累計銷售約50萬台，深受用戶喜愛。

田井小兒科・眼科及心理治療內科前院長田井千鶴子醫生也是超音波視力恢復器的推薦者之一。

她表示：「從10多年前開始，就將其活用於治療的一部分，患者的反饋也非常良好。」由此對該設備充滿信任。

超音波視力恢復器能發出12千赫茲的微弱超音波，經由眼瞼作用於眼部深層組織，帶來細胞層級的微按摩效果，促進血管擴張與血液循環。

有患者反映：「使用約半年後，不僅改善了老年黃斑部病變，還解除了嚴重的眼部疲勞。」

超音波視力恢復器可以改善近視、老花眼、眼睛疲勞、乾眼症及飛蚊症等問題，甚至進一步地有助於預防白內障及青光眼。在超音波使用過程中，不會對眼睛造成任何灼熱感或刺激，因此從孩童到老年人都可以放心使用。

每天只需要用超音波視力恢復器進行10分鐘的超音波按摩，就如同泡溫泉般放鬆疲憊的身體。

超音波能深入並鬆弛緊繃的眼球深處，提升對焦能力及視網膜的解析度，使視力更加地明亮、清晰。

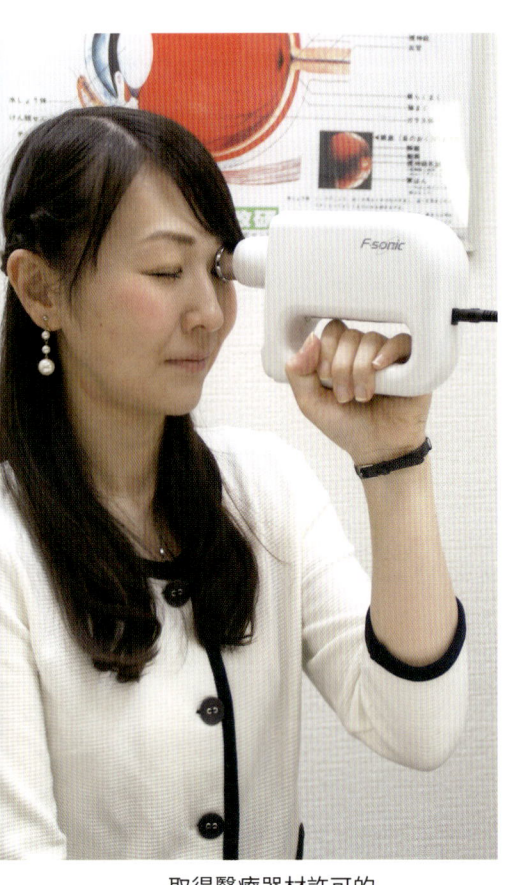

取得醫療器材許可的
超音波視力恢復器

超音波視力恢復器
採訪組

16

超音波視力恢復器

實際體驗談 1

被告知「10年內可能失明」，但因持續使用「超音波視力恢復器」，視力恢復而且比以前看得更清楚。

77歲
兒玉昭夫

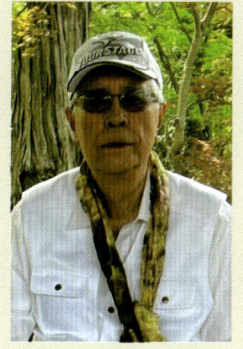

「原本不到0.1的視力，已經提升到了0.4。」

我在70歲時接受了白內障手術，術後檢查時發現患有青光眼。右眼的左上視野出現缺損。醫生告訴我「10年內可能會失明」，但由於我患有肺氣腫和糖尿病等慢性疾病，當時我心想：「反正我也不一定能活到10年後」，所以並未過於放在心上。

2年後經熟識的朋友介紹，我認識了「超音波視力恢復器」。雖然不知道這是否對我的青光眼有效，但我認為「總比什麼都不做來得好」，於是入手了1台。自那以來，我每天對雙眼各使用10分鐘。

超音波視力恢復器非常適合我的眼睛。

特別是，我原本高度近視、視力不到0.1，現在竟然提升了。使用超音波視力恢復器時、我會摘下眼鏡，因此距離約2.5m的電視畫面是模糊不清的，根本無法看見。

然而有一天，我突然發現即使不戴眼鏡也能看到電視畫面。隨著時間的推移，視力越來越清晰，最近甚至能清楚地閱讀畫面下方的字幕。由於原來的眼鏡已經完全不合適，我去測視力以更換眼鏡時，發現視力已經提升到了0.4。

雖然當初被告知「10年內可能會失明」，但現在已經過去6年半，不僅沒有惡化，反而看得比以前更清楚了。照目前的情況看，剩下的3年半應該也不成問題（笑）。

也許正因如此，青光眼的症狀一直沒有惡化，這讓我感覺這台機器的效果。

實際體驗談 2

使用「超音波視力恢復器」後，因過度使用手機引起的眼睛模糊和異物感消失，視野變得清晰明亮

60歲
淺野 透

我從年輕時就是個「電影迷」。工作壓力幾乎都靠看電影來釋放。

最近，由於智能手機的普及，隨時隨地都能看喜歡的電影，甚至忙得連感覺壓力的時間都沒有。

有時候，吃完晚飯開始看電影，回過神來時、清晨的陽光已從窗簾縫隙透了進來，這種情況並不少見。

然而，問題也隨之而來。對電影迷來說無比方便的智能手機，似乎對眼睛不太友好。

從1年前開始，工作的時候眼睛突然變得模糊，眼皮沉重、還有異物感。「可能是睡眠不足吧！」但即使午睡後情況也沒有改善。

「電影還是想看、但眼睛也很重要，該怎麼辦呢？」正在苦惱時，一位朋友向我推薦了「超音波視力恢復器」。我照朋友的建議試了一下。

讓我驚訝的是，使用超音波視力恢復器後，視野變得清晰、焦點也迅速地對上，看東西變得明亮而清晰，這讓人感覺非常舒適。光是體驗這種感覺，就讓我覺得這設備值得使用。從那以後，我每天早晨都堅持使用它。

最近，眼睛模糊和異物感都消失了，牆上的時鐘和日曆上的數字也變得更容易看清。

也許是因為這樣，我還得意地對家人說：「我的身體也變得更年輕有活力了吧？」不過，隨著我步入花甲之年，我決定：「看電影的時候，要學會一邊控制時間、一邊合理地享受。」

⑨不思議な街に住む翼ー

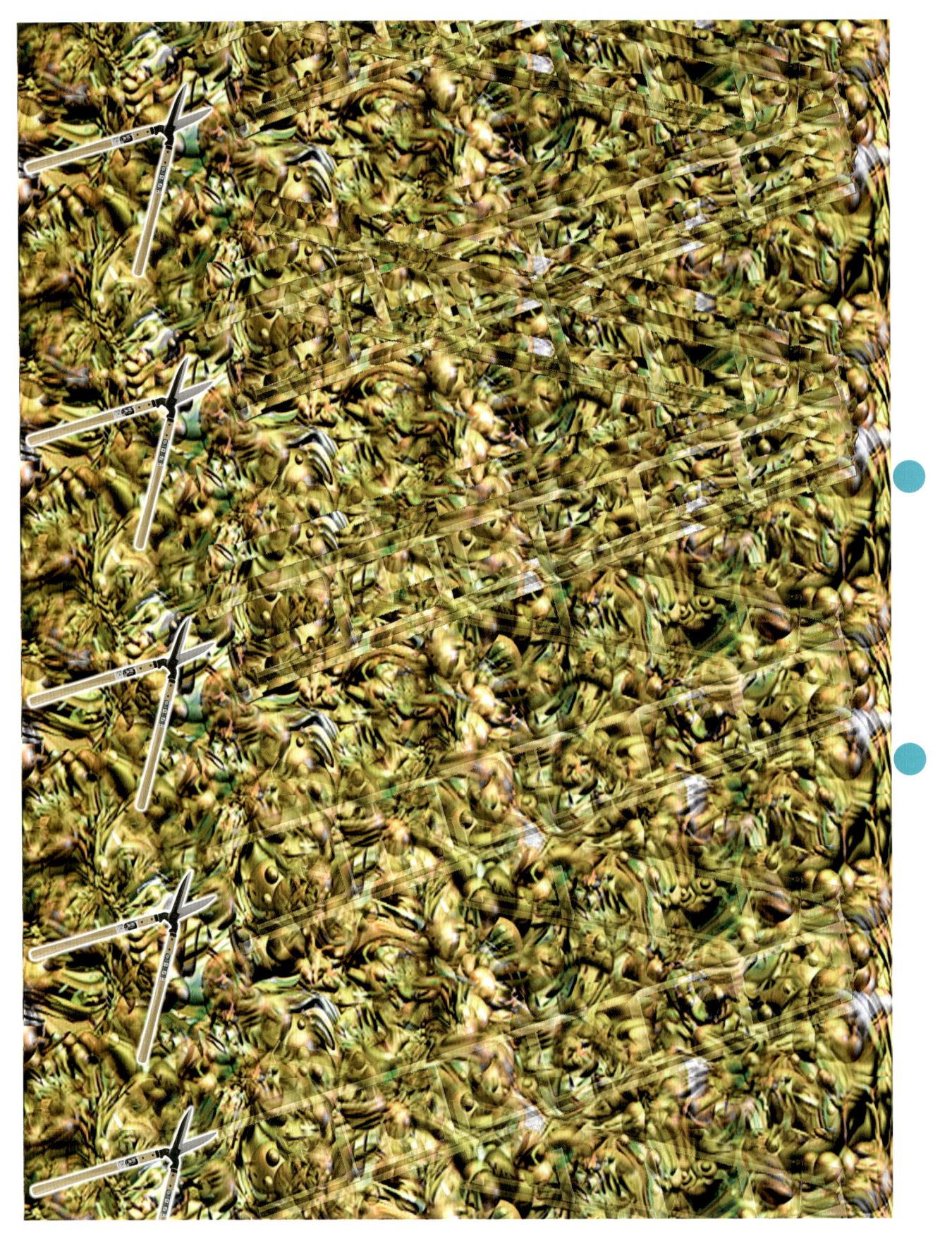

⑩ 請搖晃：

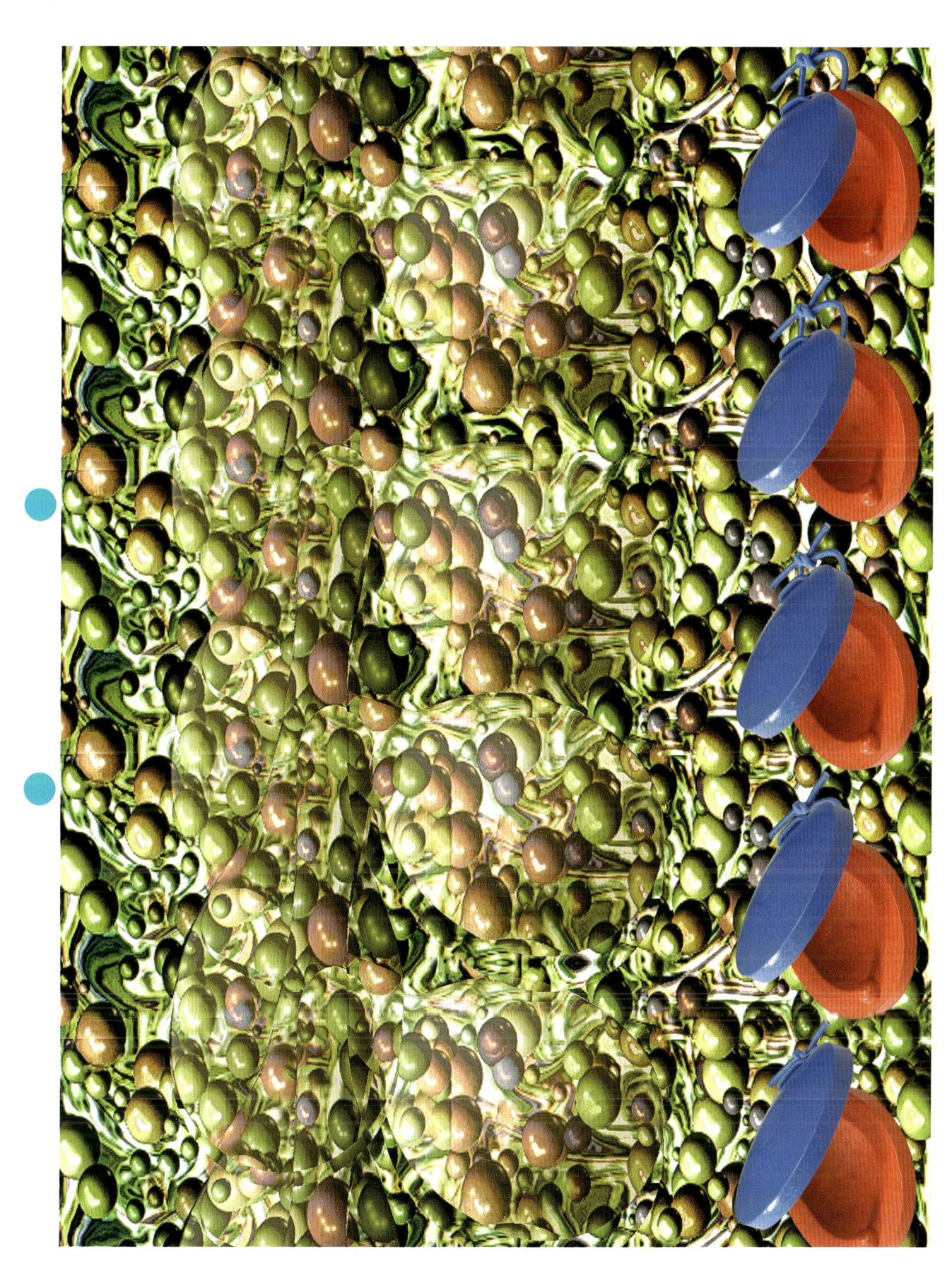

平行法

眼⑪ 一～

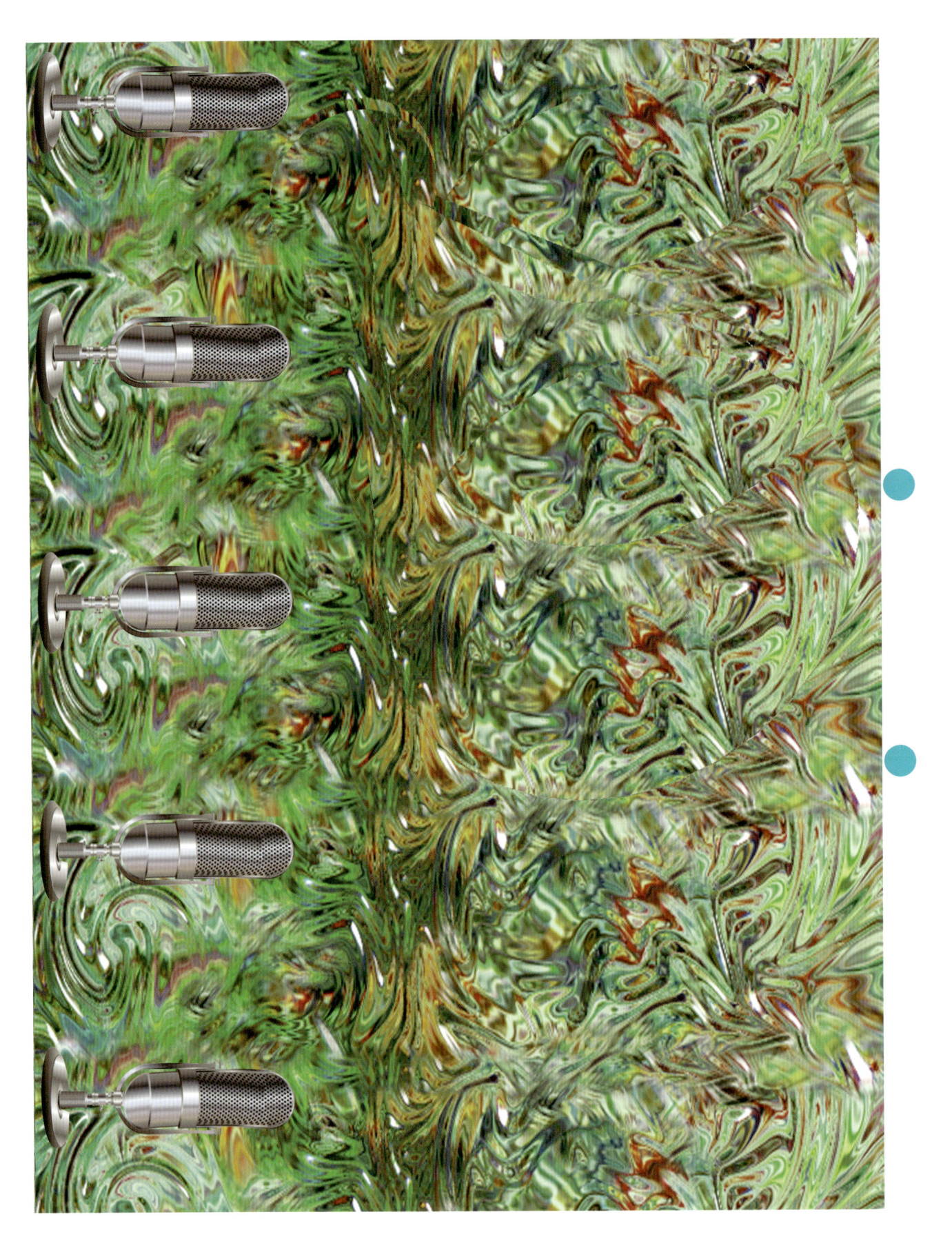

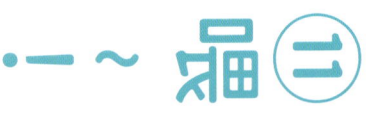

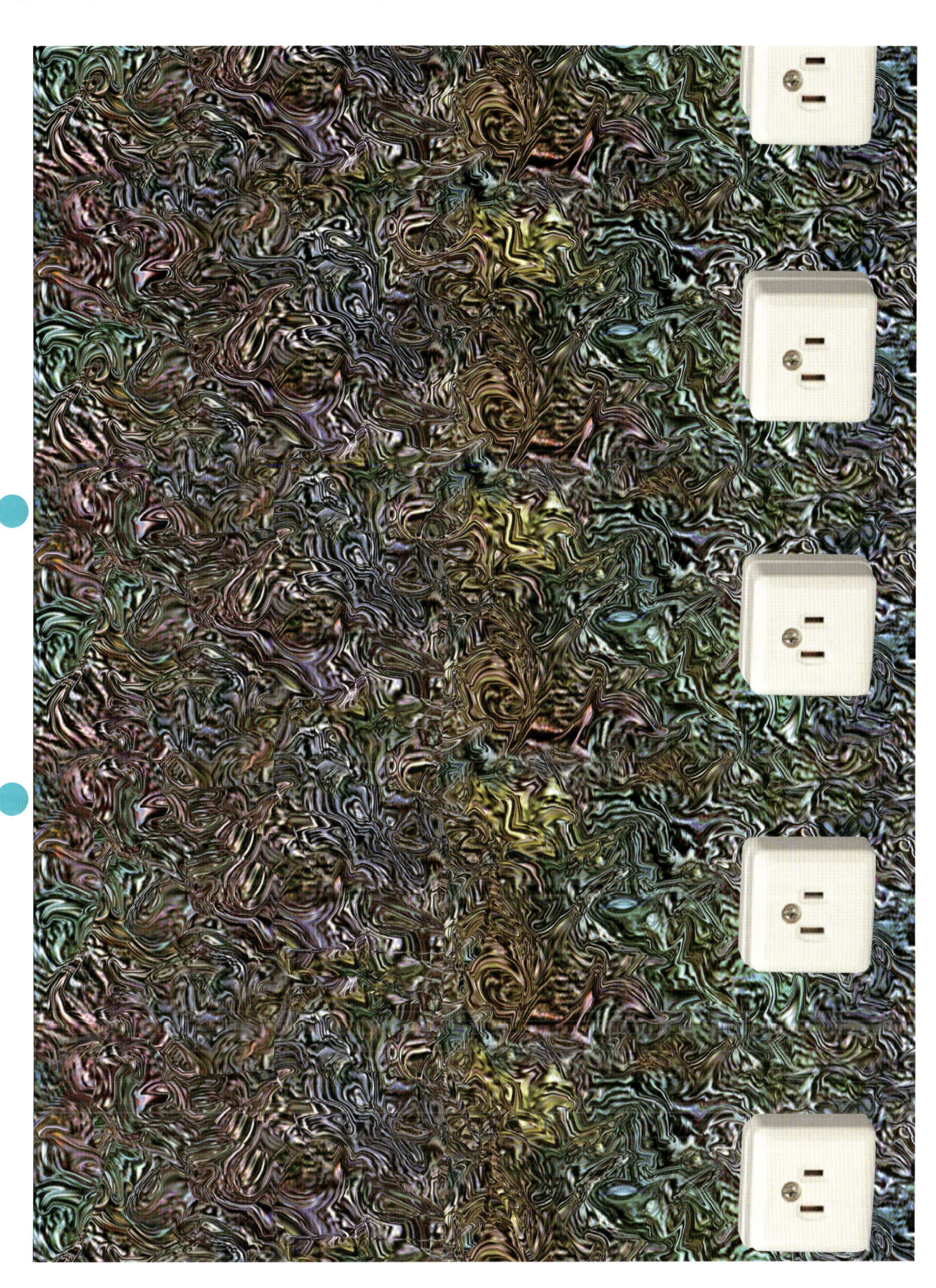

⑫使用時請挿上

平行法

⑬ 錄音帶乃調皮搗蛋的

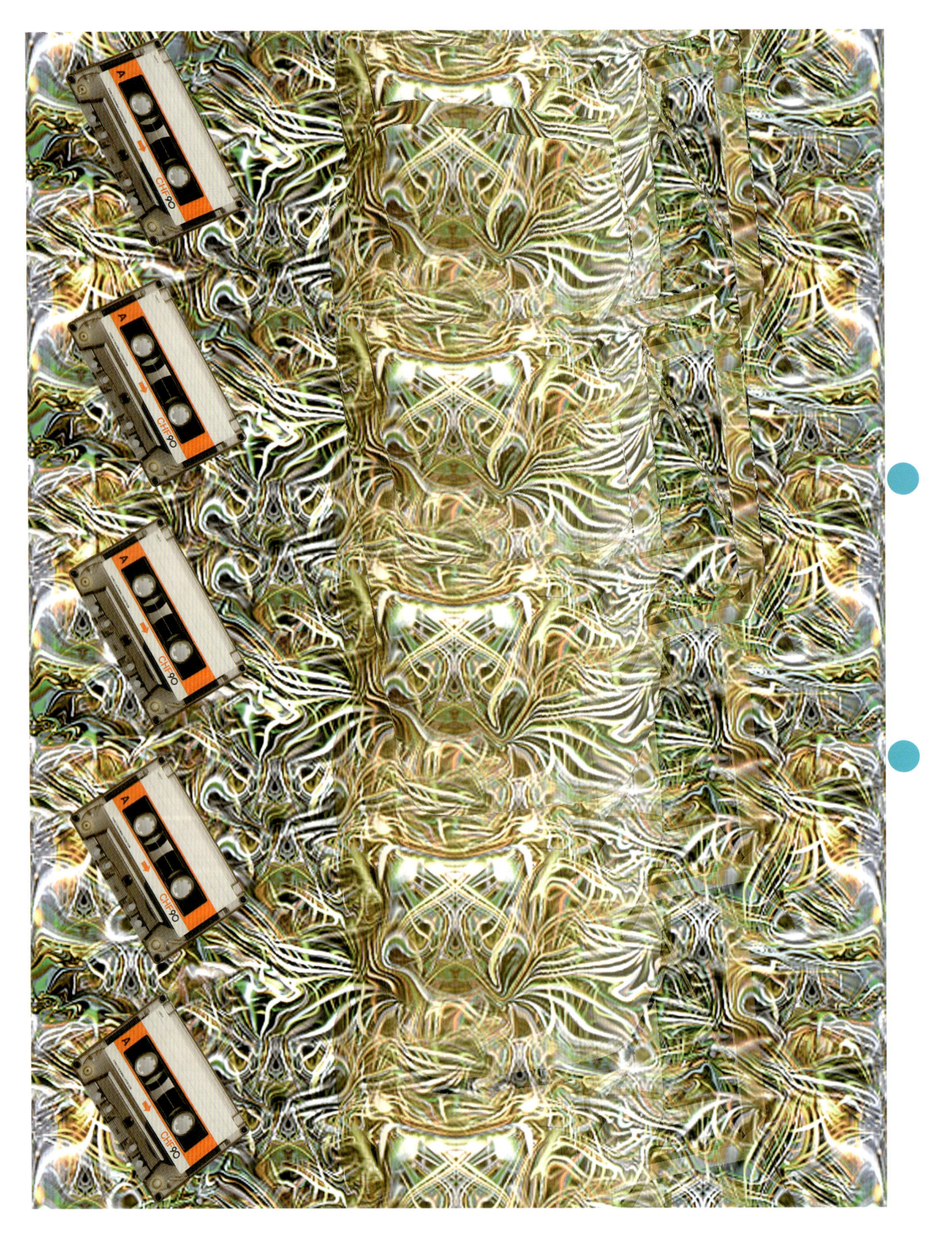

⑭ 合一

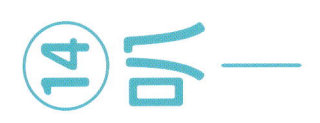

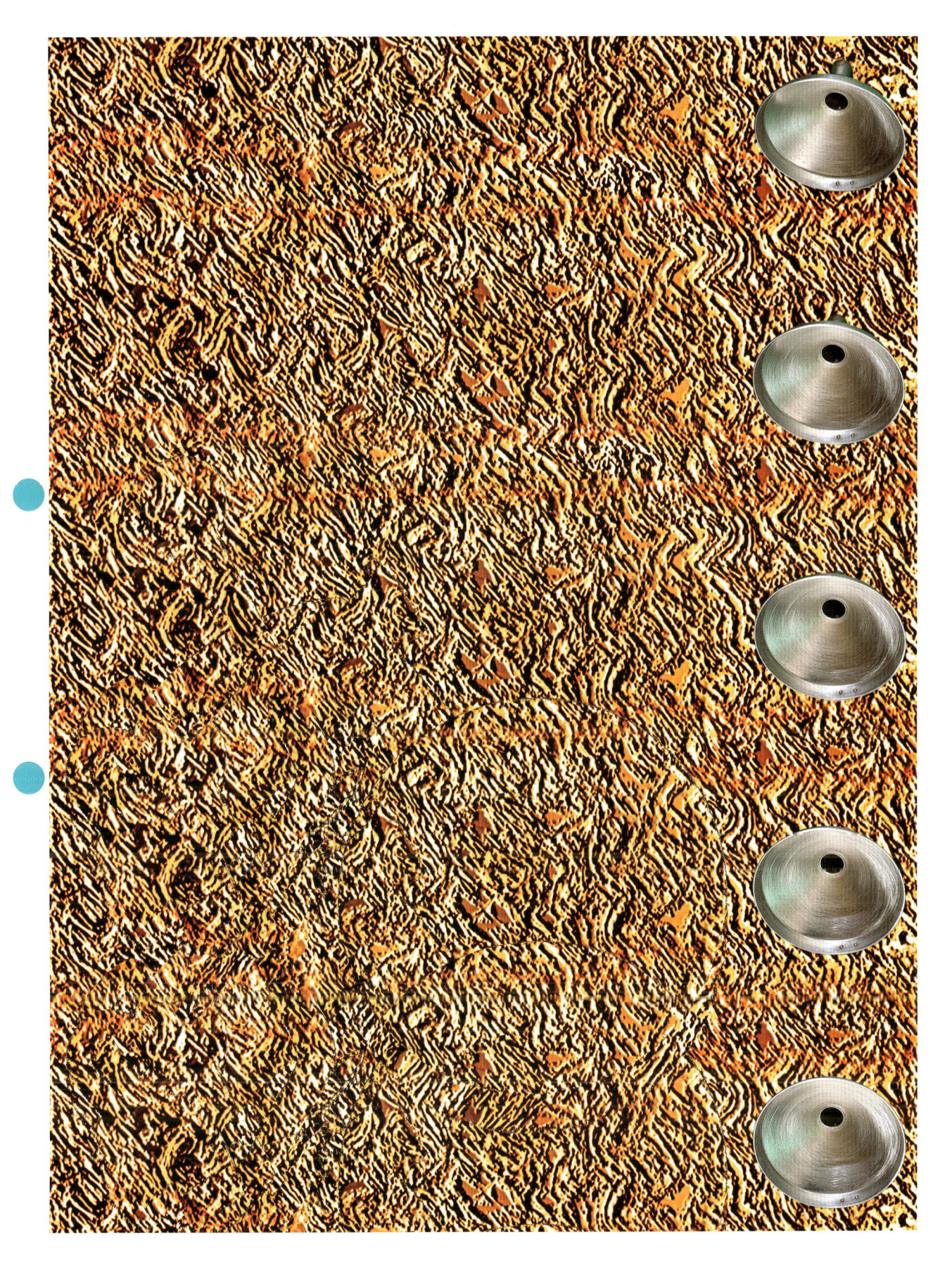

平行法

⑮ 児童乗用車

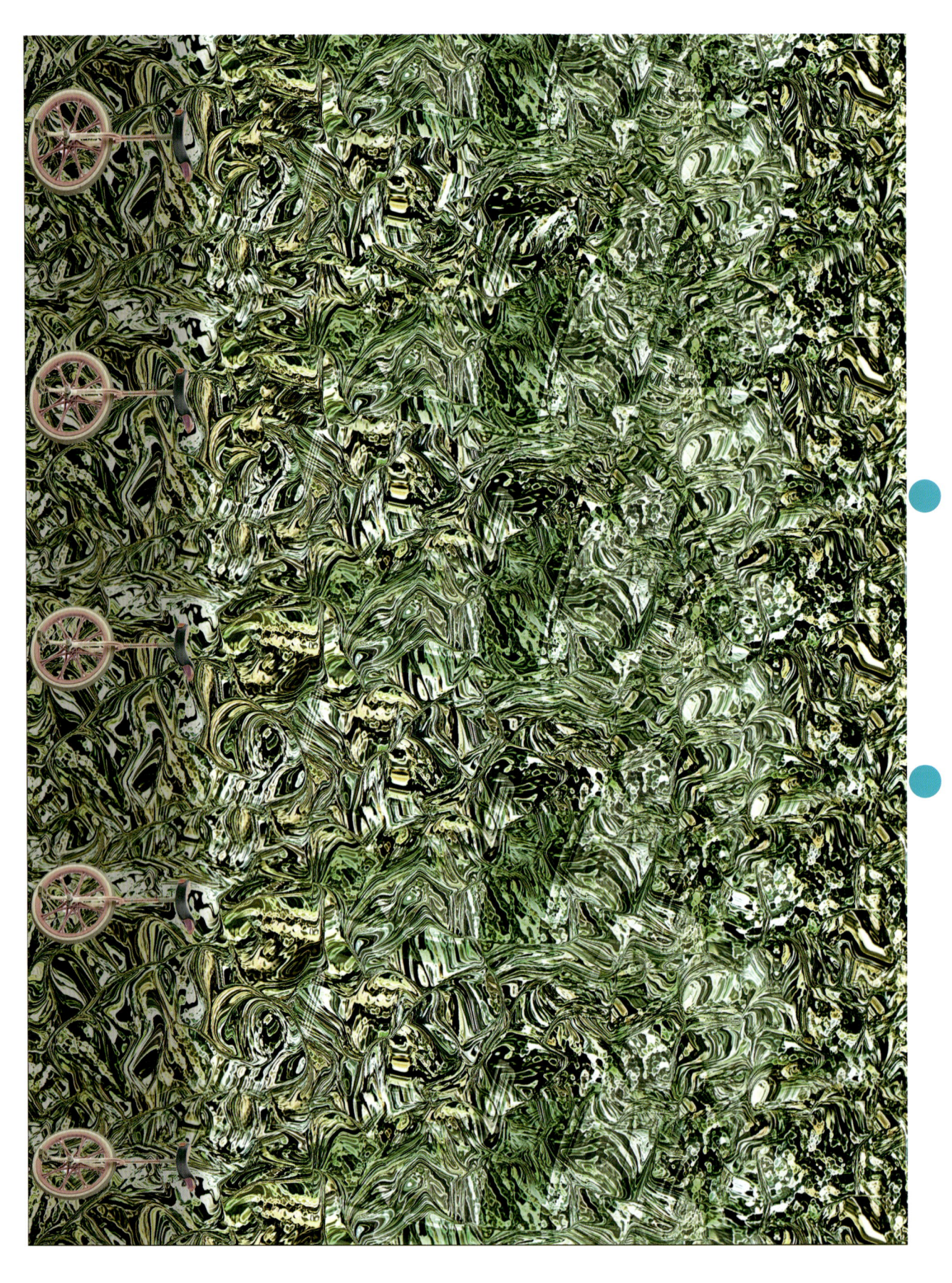

⑯ 以前是脚踏式的

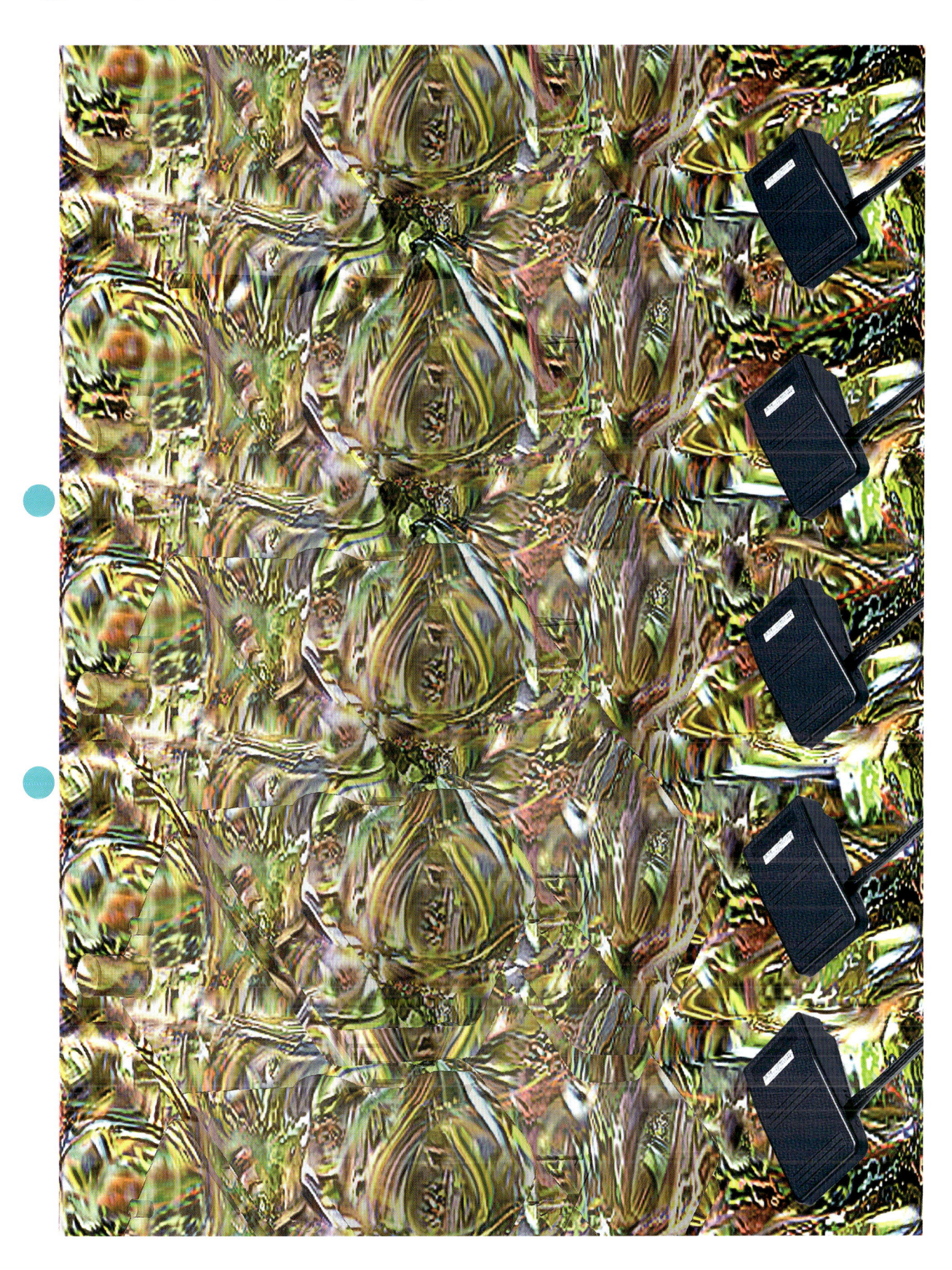

平行法

⑰ 不同強度的風

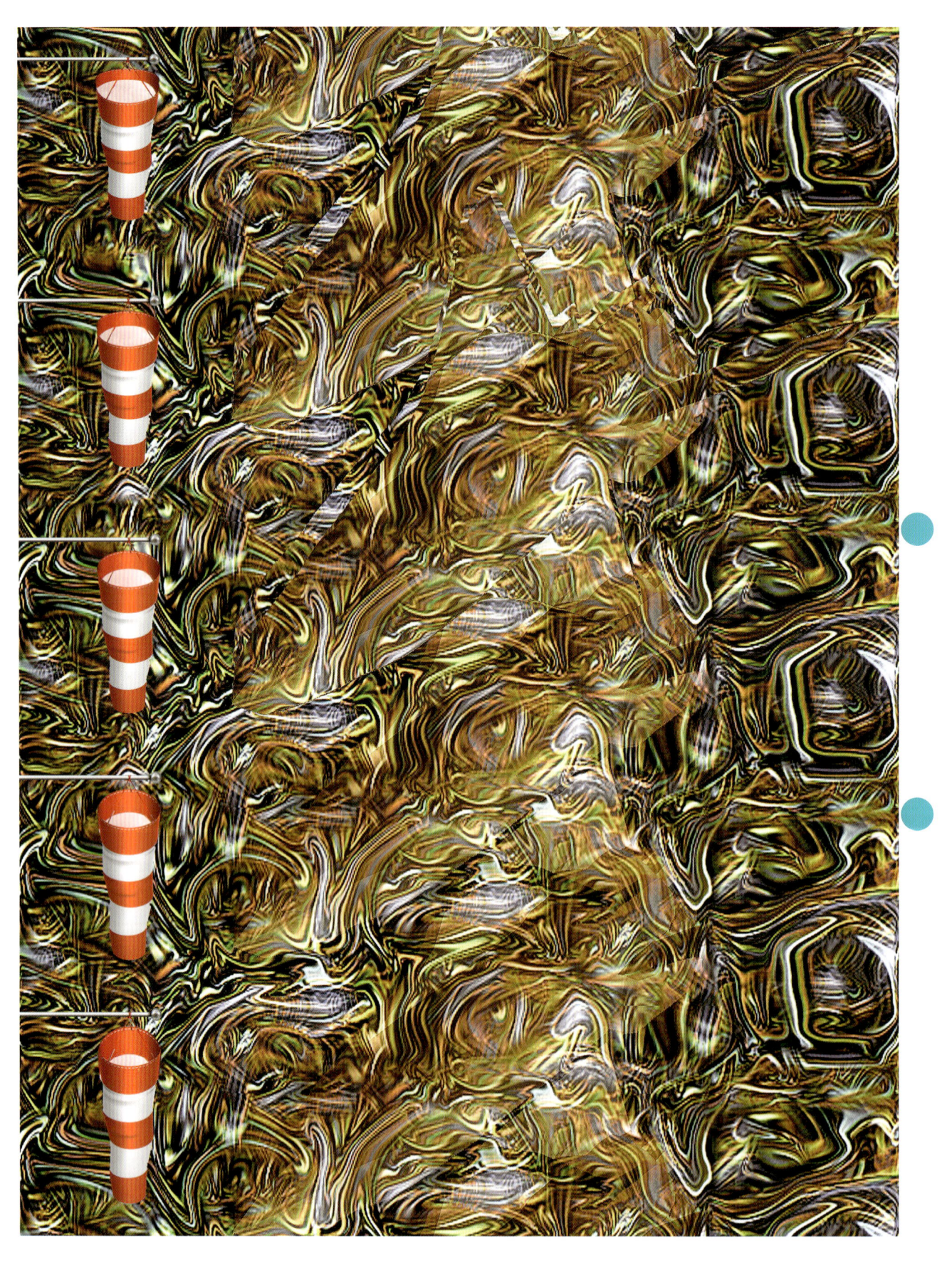

⑱製作小麥粉的地方

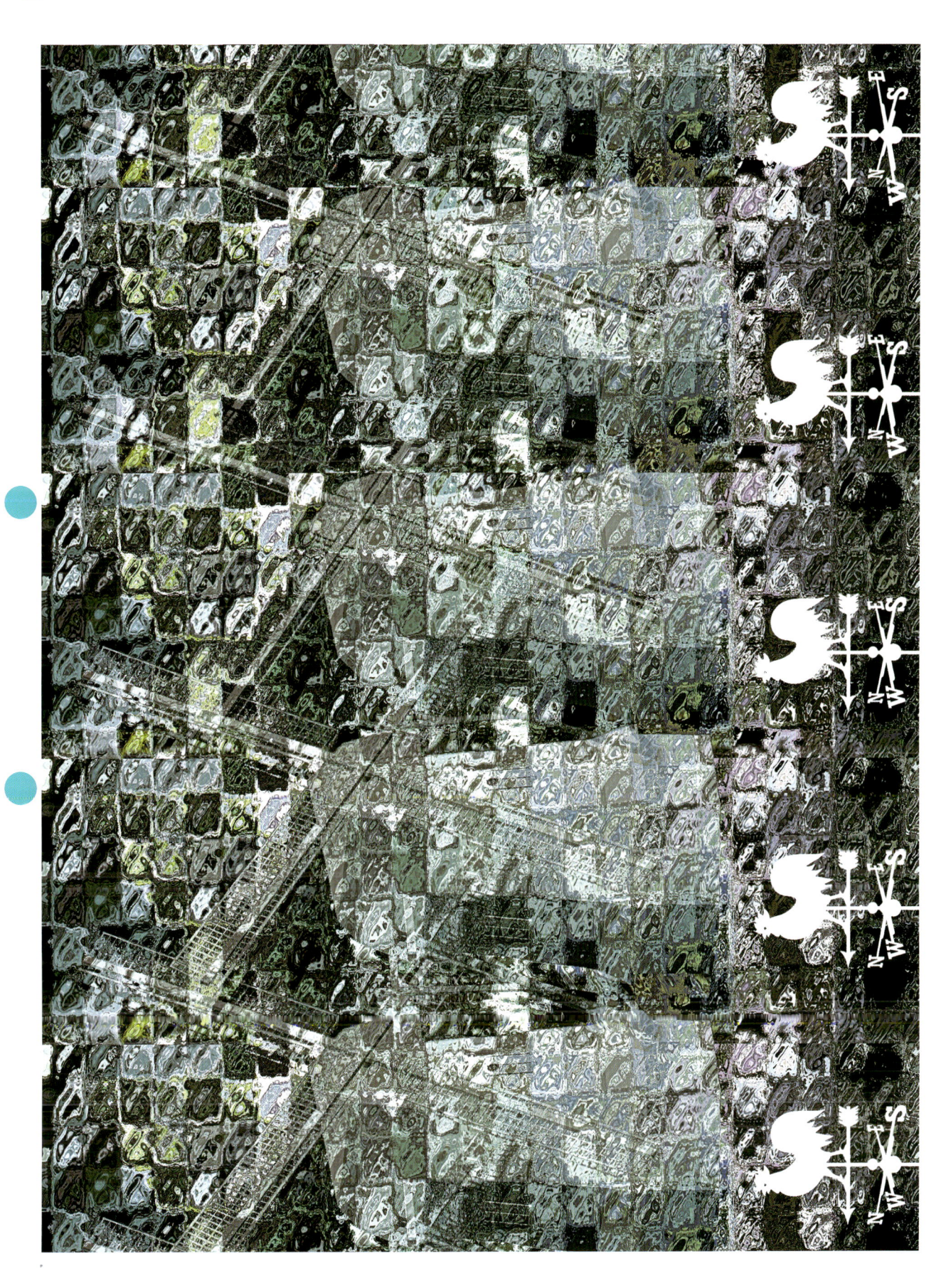

平行法

⑲ 辣椒衣裳圖力

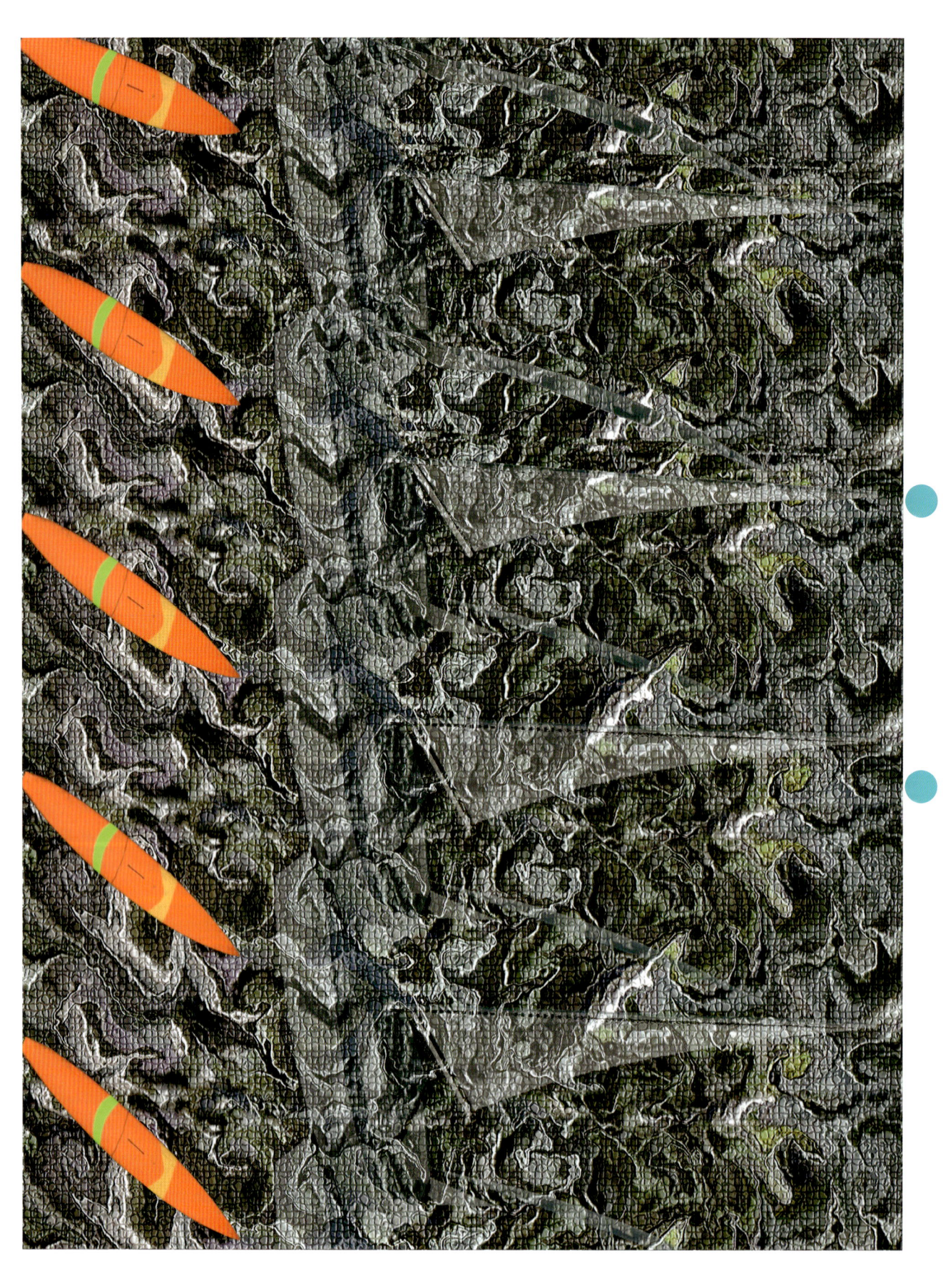

改善老花與近視！
眼科醫師推薦

讓視力變好的名畫

眼科醫師推薦

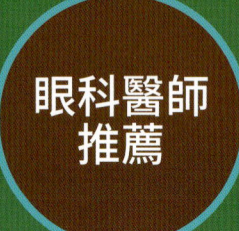

改善老花與近視！
讓視力變好的名畫

解說・監修／本部千博（眼科・綜合醫療本部診所院長）

只要按照眼科醫師推薦的方法觀賞世界名畫，就有助於解決各種眼部問題。
請享受與立體視不同的觀看名畫法。

為什麼看畫就能讓視力變好？

1 改善對焦調節能力

眼睛的對焦功能由「睫狀肌」控制，而這些肌肉受到自主神經調節。如果自主神經功能失調，睫狀肌的活動就會受限，對焦也會變得困難。

悠閒地欣賞名畫能產生放鬆的效果，幫助功能失調的自主神經調節它的機能。

2 提升腦部機能

眼睛是接收光刺激的感覺器官，而將光刺激轉化為資訊進行處理則是腦部的機能。因此，「眼睛是大腦的一部分」這個說法並不為過。隨著年齡增長，大腦機能可能不知不覺地衰退，導致視力減弱。

根據名畫的指導移動視線，不僅能改善視力、還能成為一種鍛鍊大腦機能的方式。

3 促進眼部血液循環

眼球周圍的「眼外肌」若長期僵硬，會導致眼部周圍血液循環不佳，進而影響視力下滑。在頭部維持不動的情況下，僅用眼睛沿著名畫的輪廓移動視線，便能放鬆累積緊繃的眼外肌。

方法
- 眼睛與畫作保持 30～60cm 的距離，在明亮的環境中欣賞。
- 保持佩戴眼鏡或隱形眼鏡的狀態下觀看亦可。
- 遵循名畫的指示說明，每 1 幅畫作每次觀賞約 1 分鐘。
- 最重要的是保持輕鬆地觀看，在量力而為的情況下、每天觀賞名畫。

名畫 1	『倒牛奶的女僕』	約翰尼斯・維梅爾
		收藏於荷蘭阿姆斯特丹國家博物館

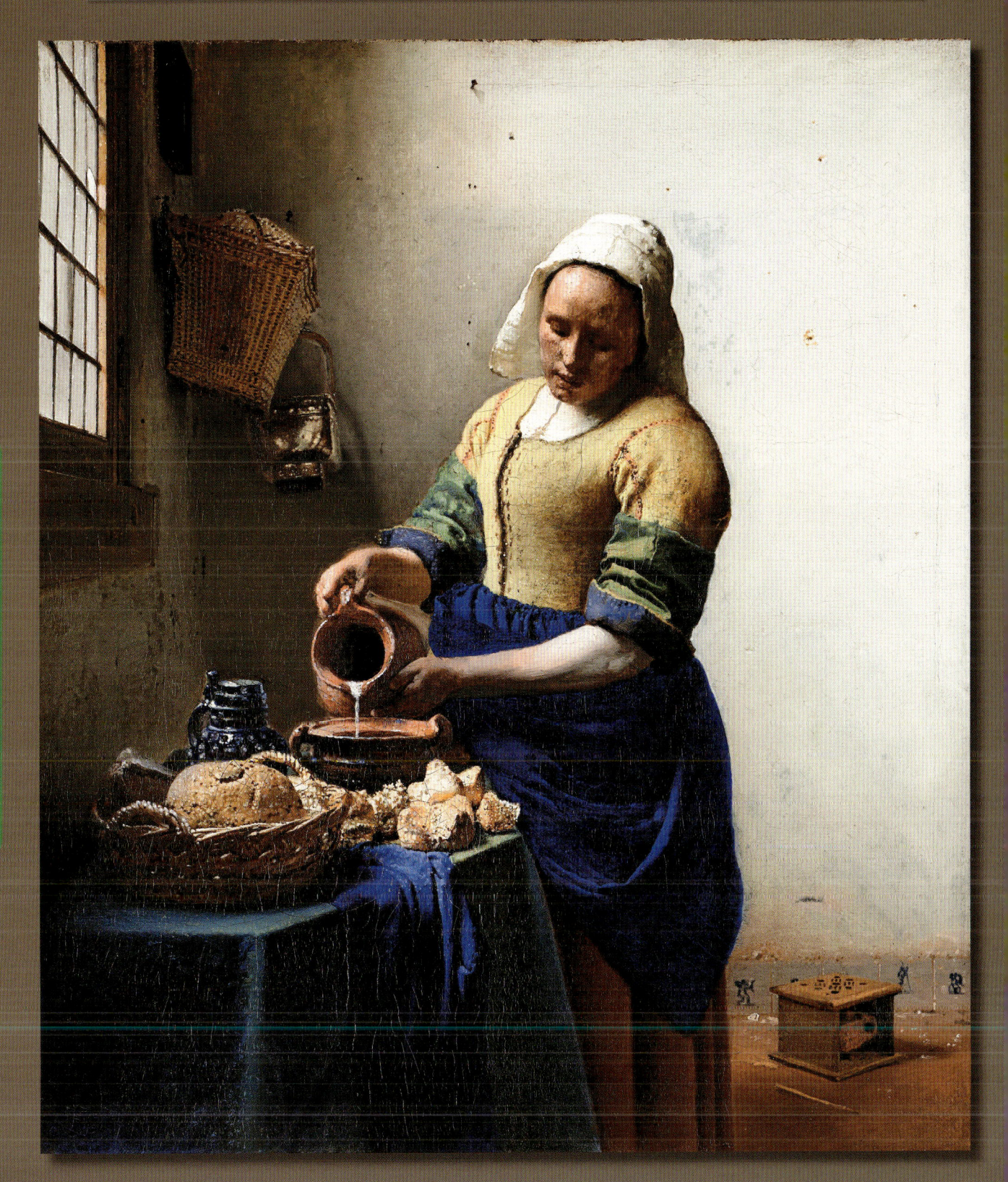

讓視力變好的名畫

交替觀看女子藍色裙子與背景明亮的白牆

每 10 秒交替觀看、持續 1 分鐘。練習時請保持頭部不動，僅移動眼睛、這樣能有效鍛鍊眼部肌肉。

名畫 2 『撐陽傘的女人 — 莫內夫人和她的兒子』(La Promenade)

克勞德・莫內　收藏於美國華盛頓特區的國家藝廊 (National Gallery of Art)

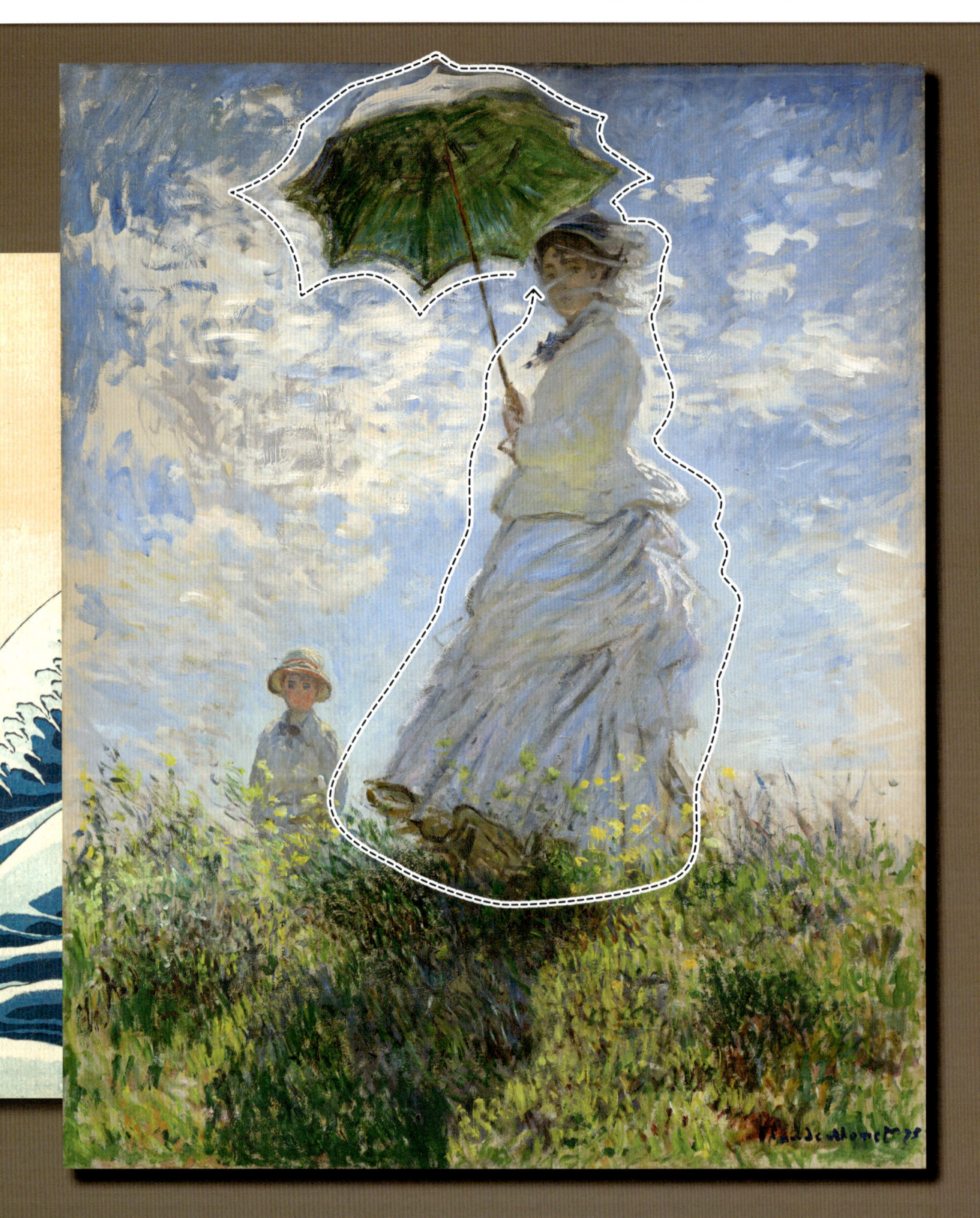

用眼睛描繪撐傘女子的輪廓

先從陽傘開始，只用眼睛移動、沿著陽傘的輪廓描繪。
從陽傘頂端的凸起部分開始，向左繞行一周、然後再向右繞行一周。
接著描繪女子的輪廓，同樣的方法、從女子的頭部開始，沿著她的輪廓向左繞行一周，再向右繞行一周。

32

名畫 3 『神奈川沖浪裏』《富嶽三十六景》之一

葛飾北齋　收藏於美國大都會藝術博物館（Metropolitan Museum of Art）等

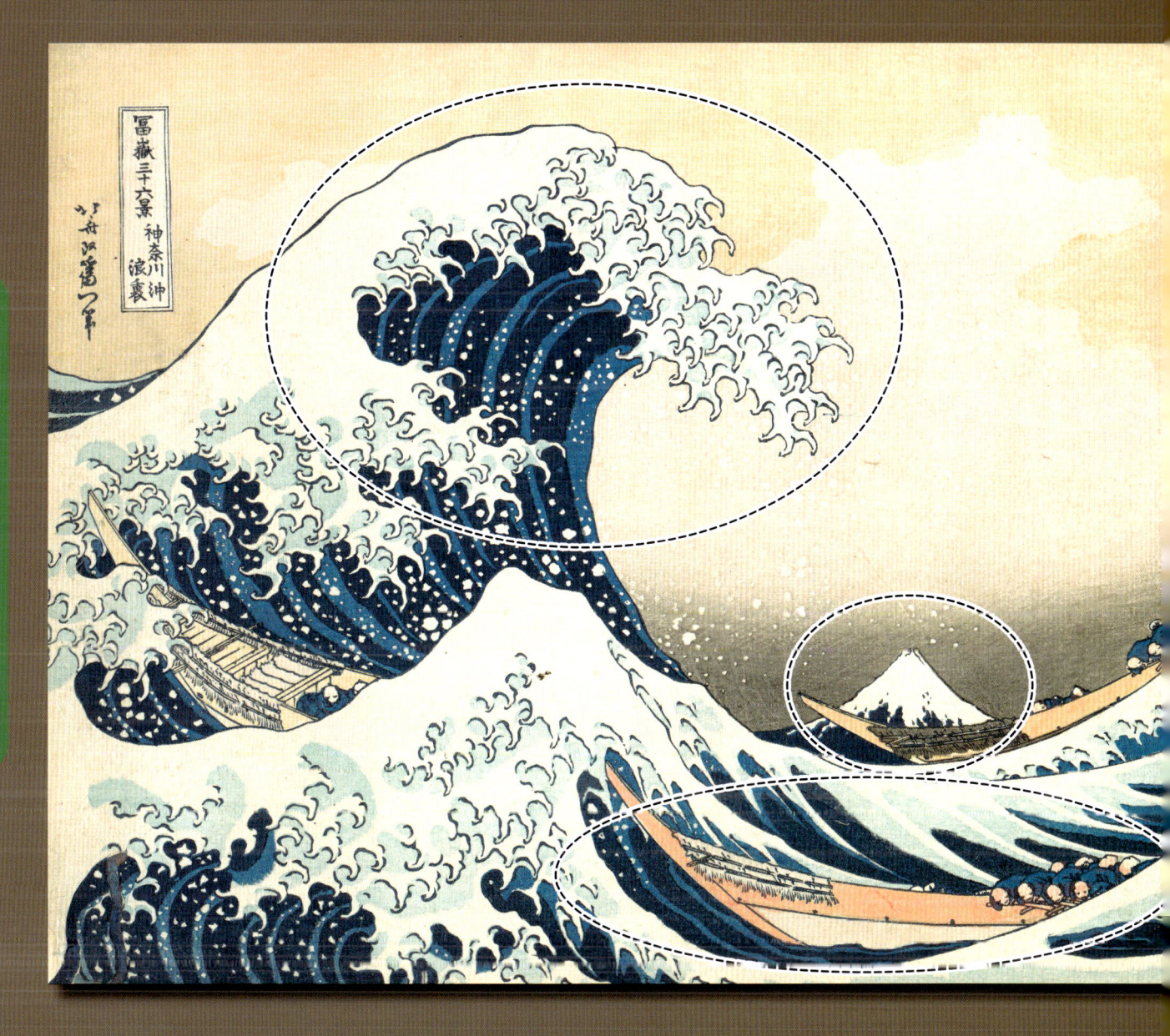

讓視力變好的名畫

依次注視著畫面中最大的一道浪、前方的船隻和富士山，反覆地進行注視。

針對三個對象物，每 10 秒將焦點切換到不同的目標。關鍵技巧是觀看時不要漫不經心，而是要有意識地將焦點清晰地對準每個目標。請持續練習 1 分鐘。

名畫 4 『經過海中』(Fatata te Miti) 保羅・高更（Paul Gauguin）

收藏於美國華盛頓特區的國家藝廊 (National Gallery of Art)

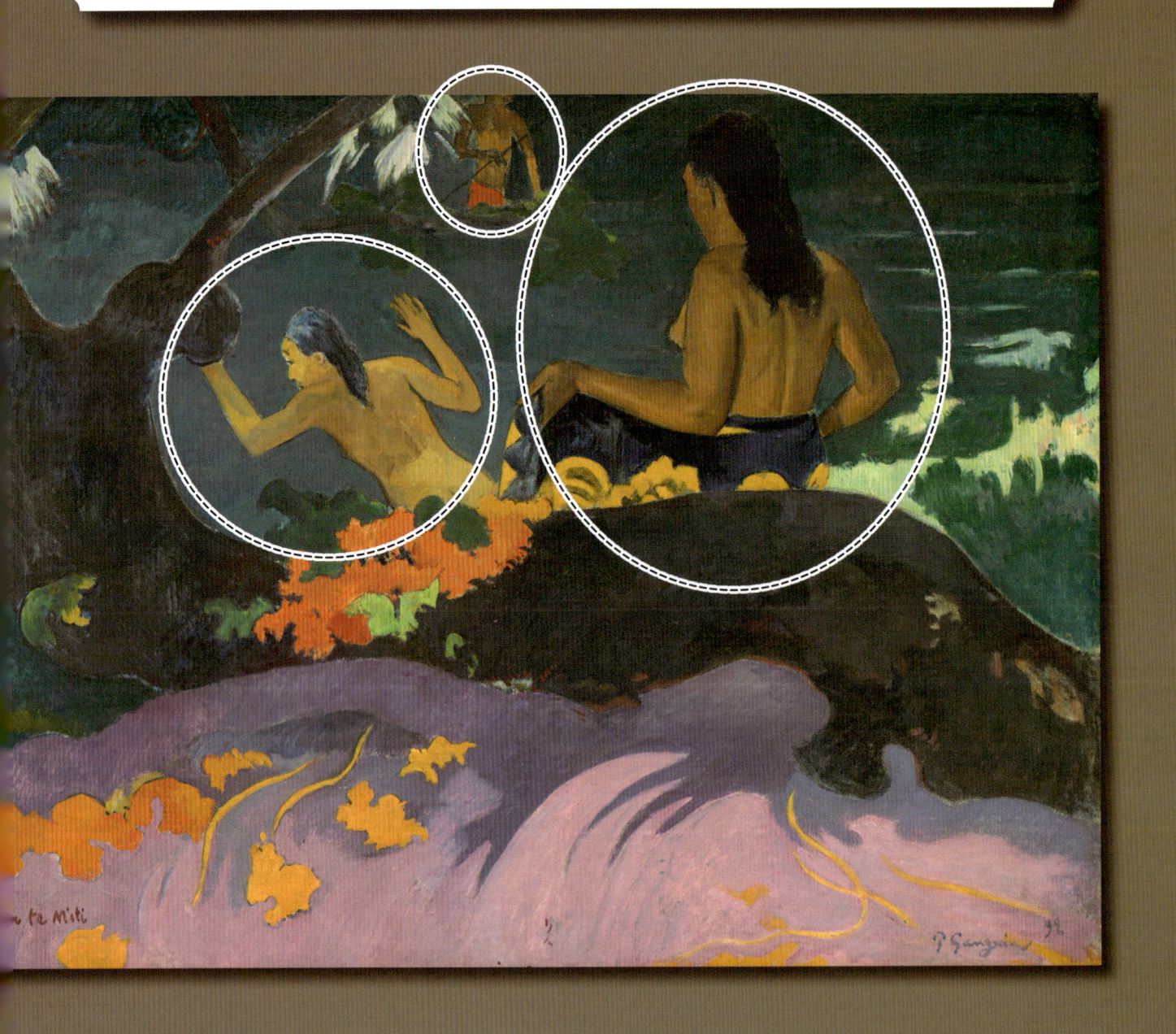

**依次注視畫面中後方的男性、
左側的女性和右側的女性。**

每 10 秒將焦點切換到不同人物，反覆地進行注視。請持續練習 1 分鐘。

34

提升視力的3D藝術畫
第 2 章

[交叉法]

接下來,讓我們進行交叉法的訓練。

我們準備了 19 幅藝術作品。

「將焦點對準較近的位置,並有意識地將目光集中看著圖畫」

畫面就會浮現立體效果。

詳細的操作方法已經刊載在第 5 頁,

請仔細閱讀後再享受訓練的樂趣吧!

⑳ 首先裂皮

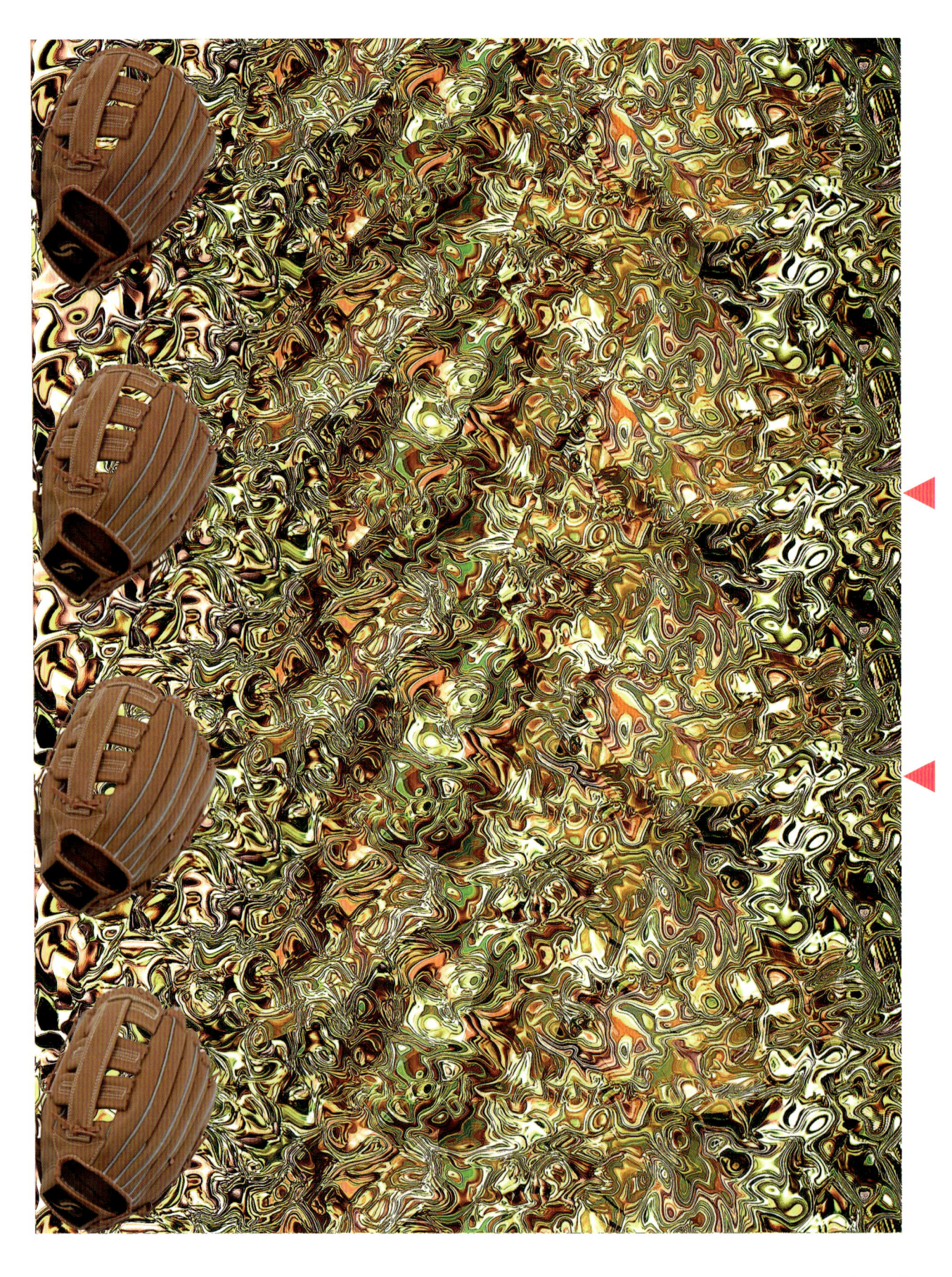

㉑ Sit down, please!

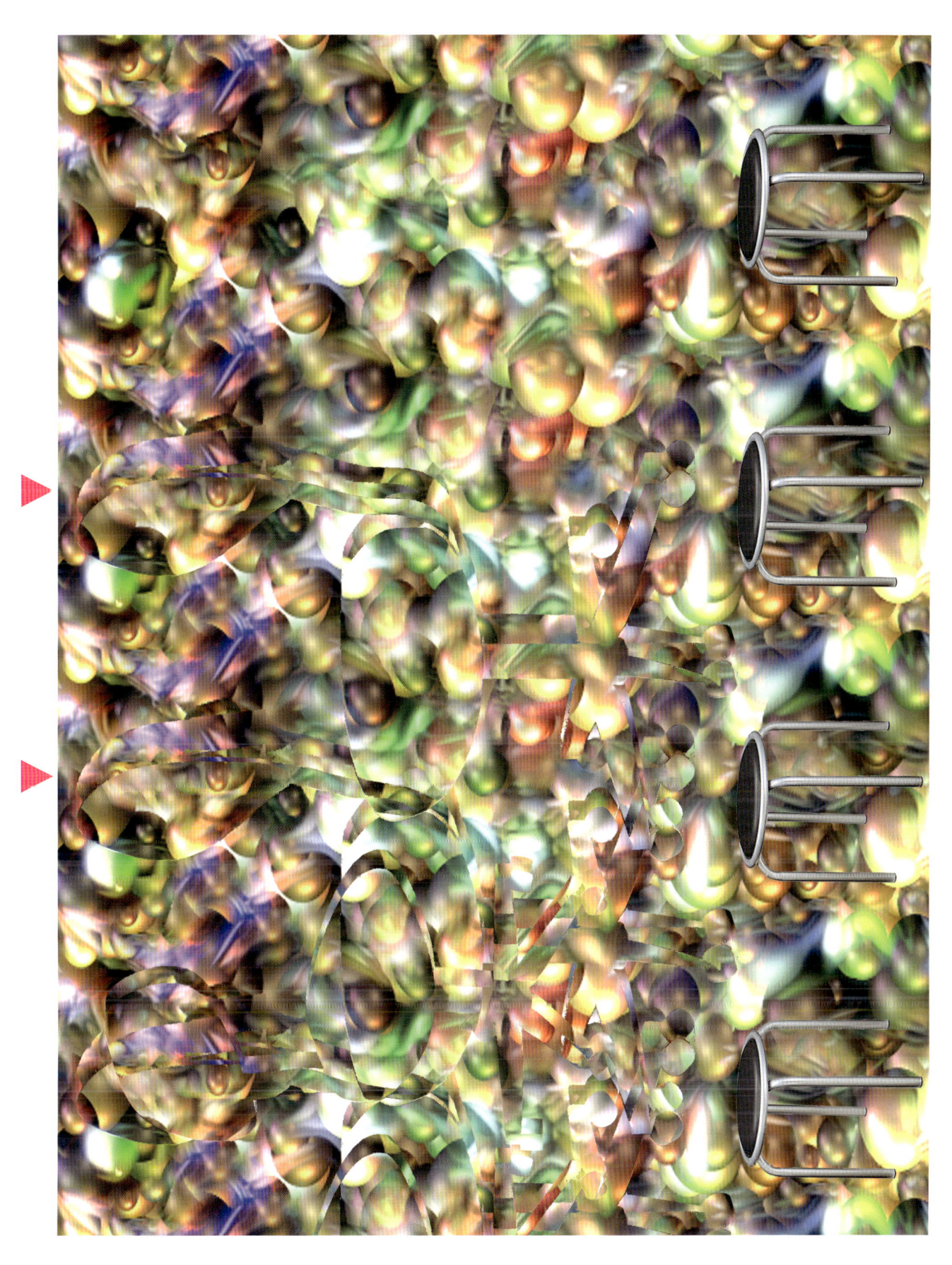

交叉法

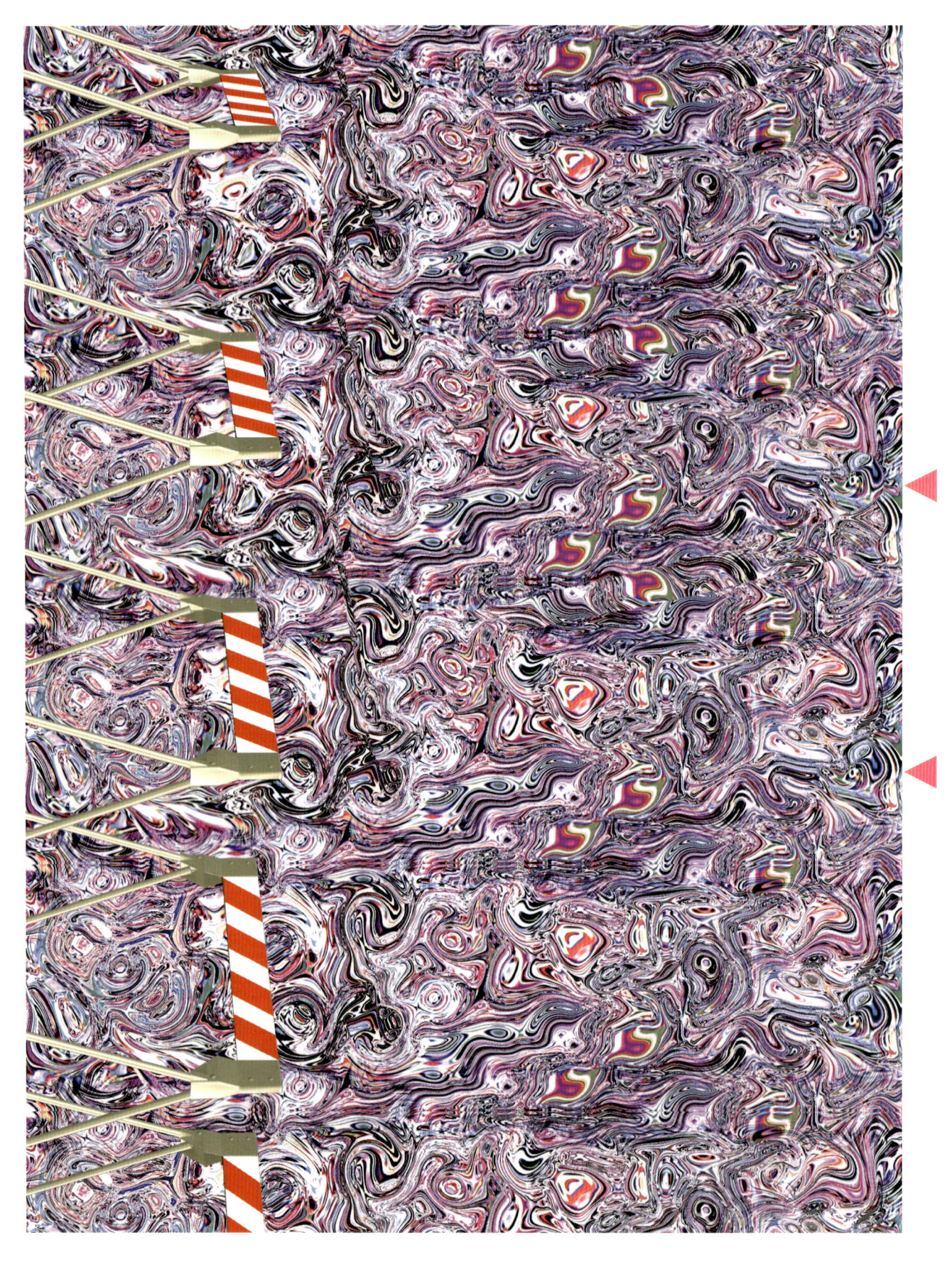

㉒ 很抱歉請改道通行

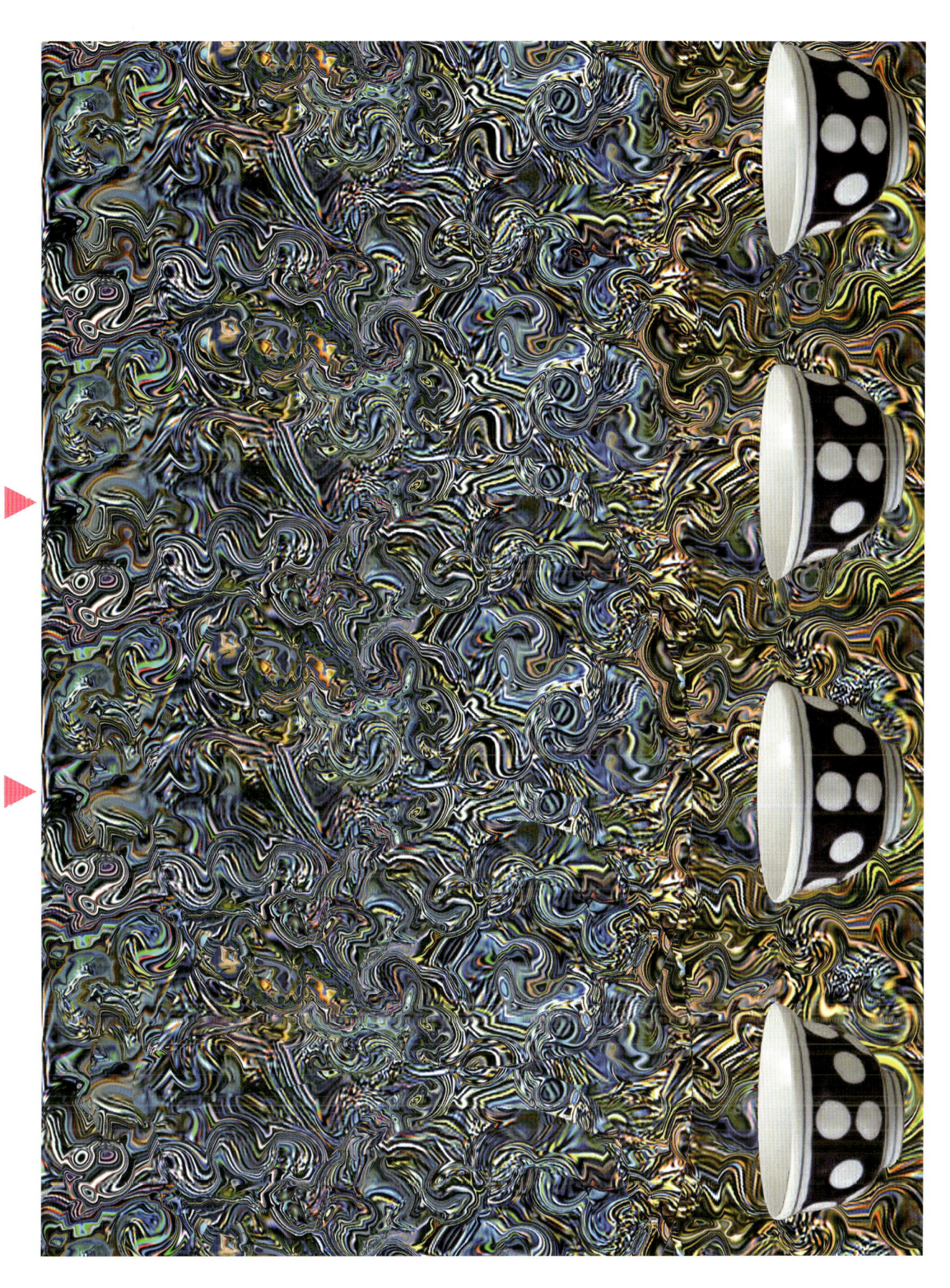

㉓稍微休息一下

交叉法

㉔有丝根弦

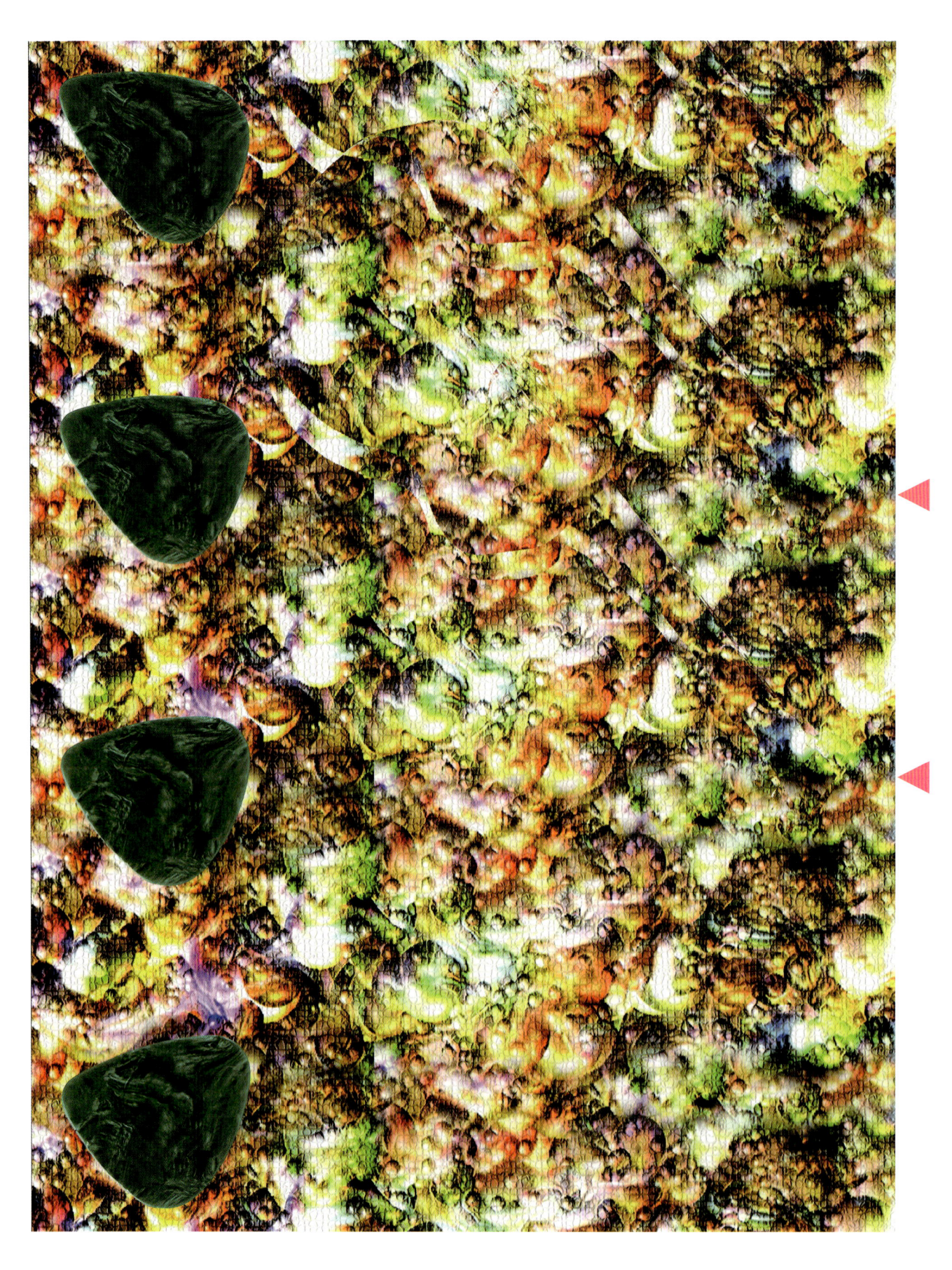

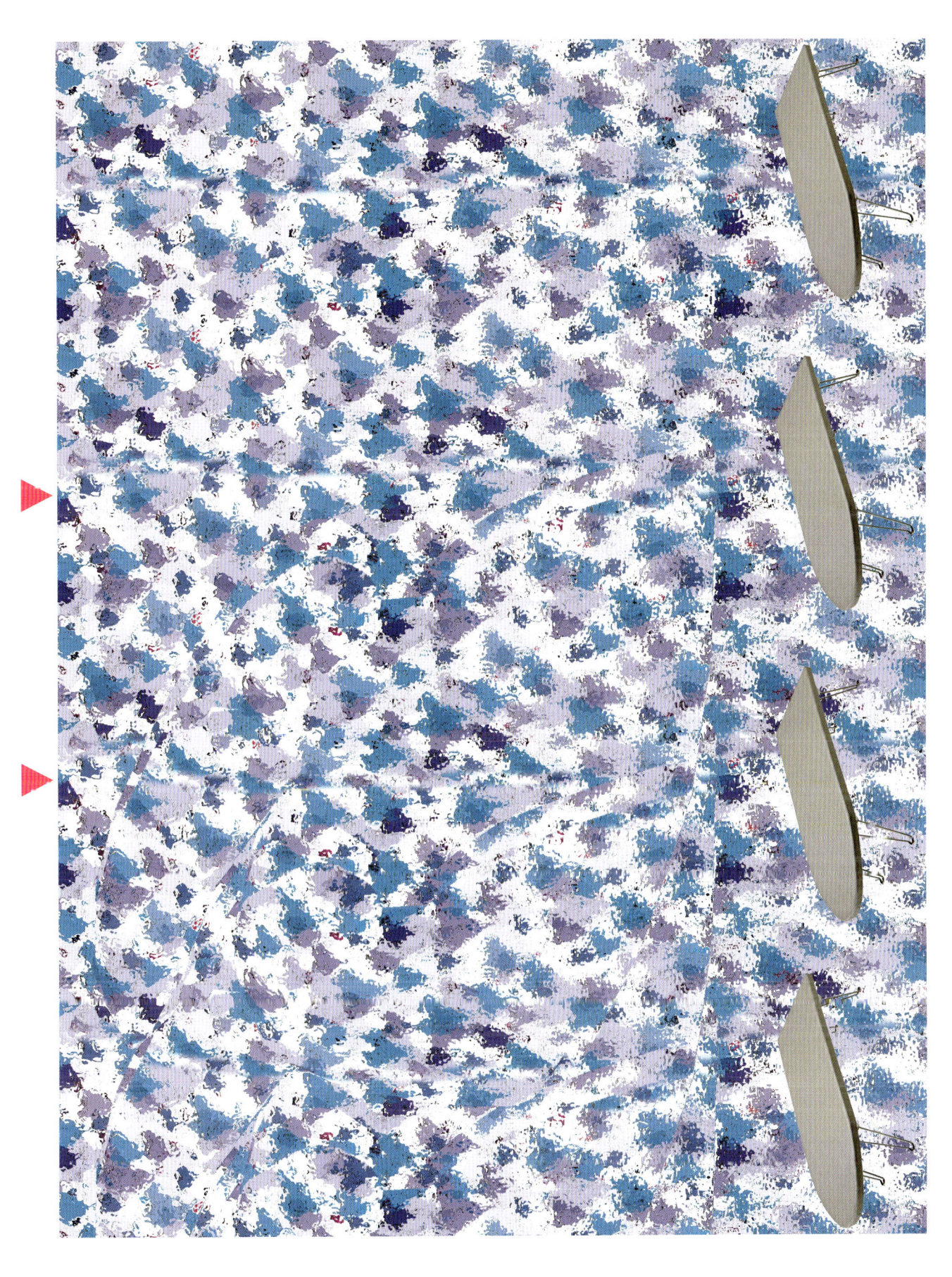

㉕早期也須之焦火寸

交叉法

㉖ 步行節奏緩

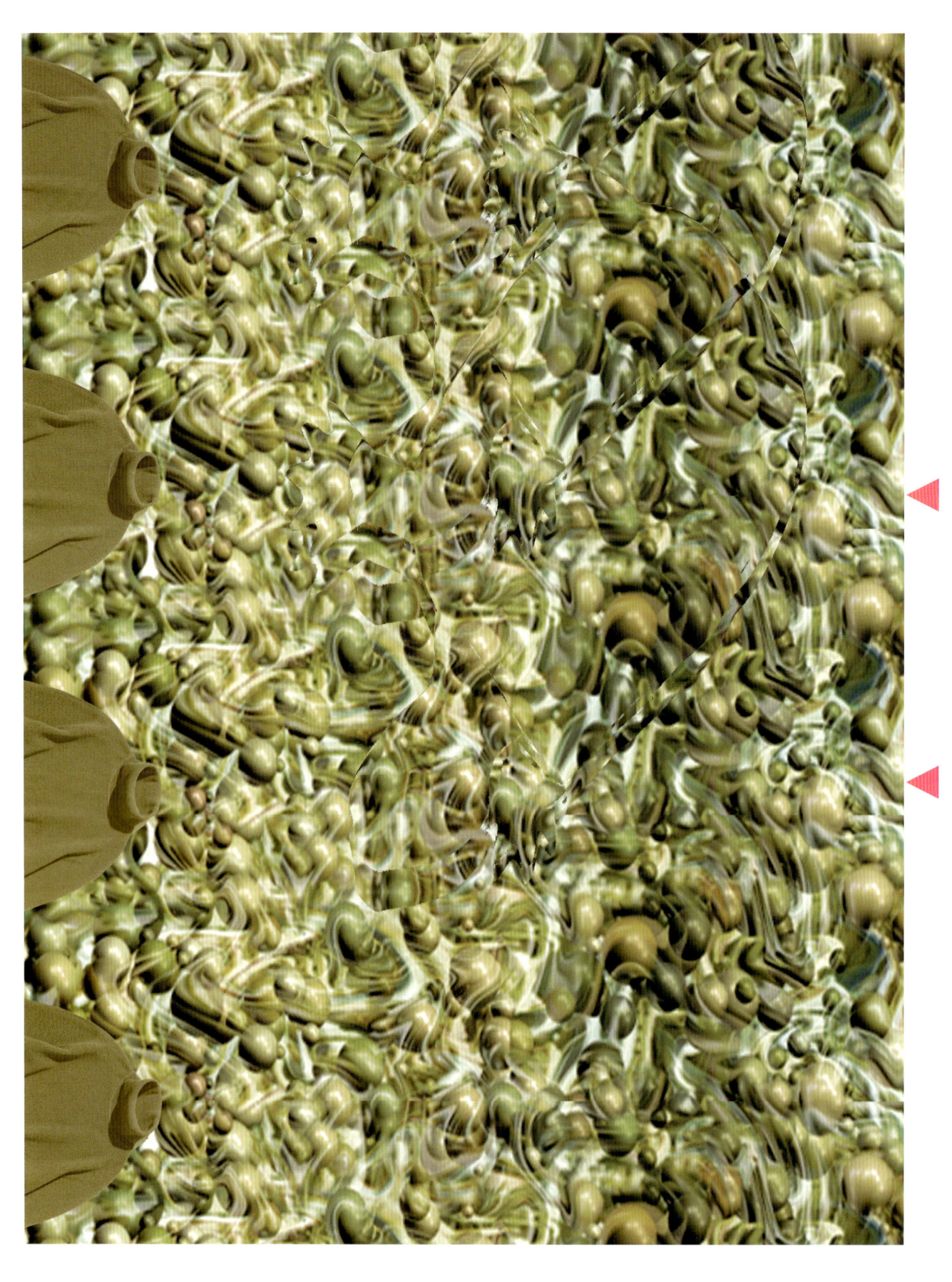

27 向长吧

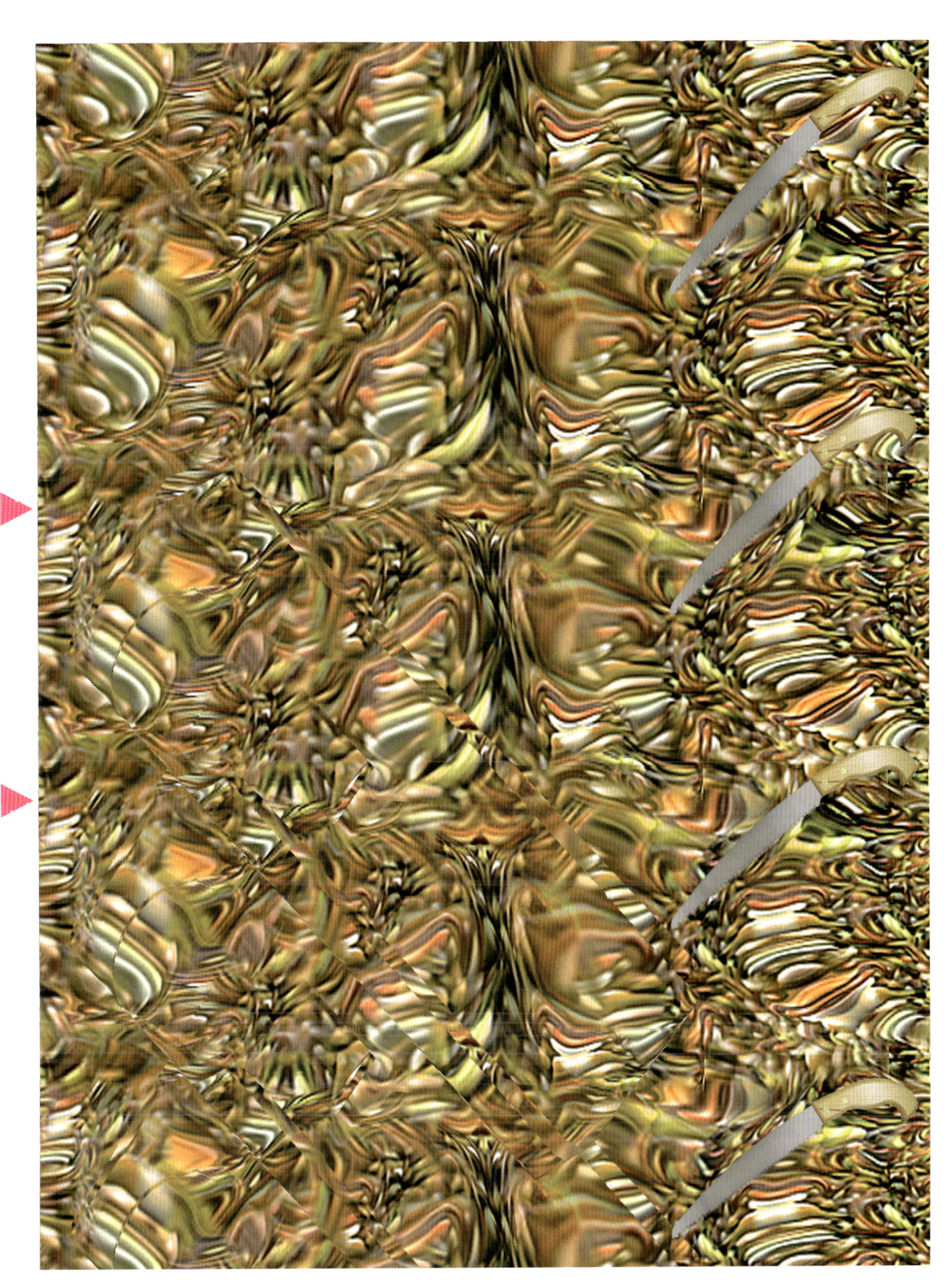

交叉法

㉘ 不是土瓶滚唾。

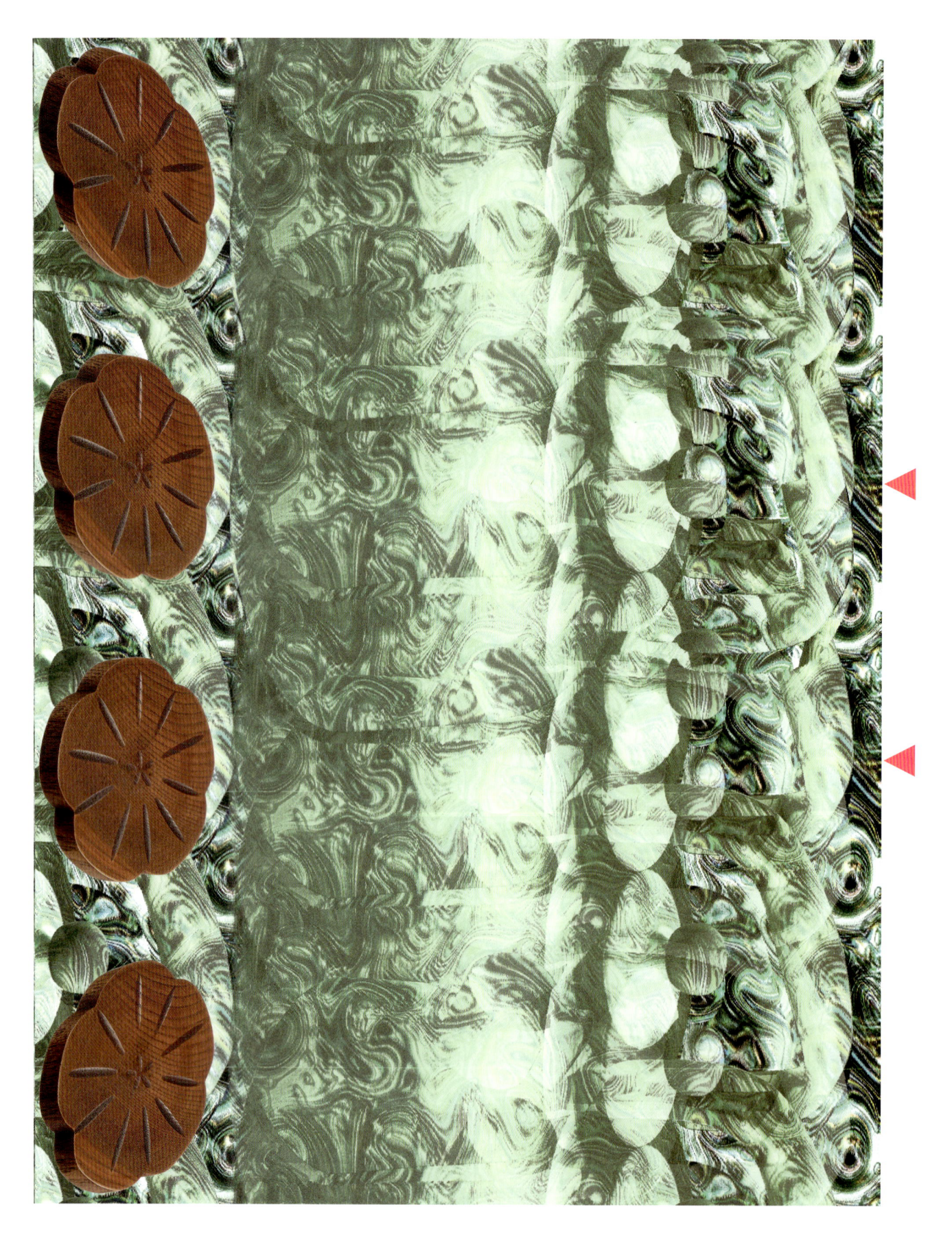

㉙農曆新年的童玩

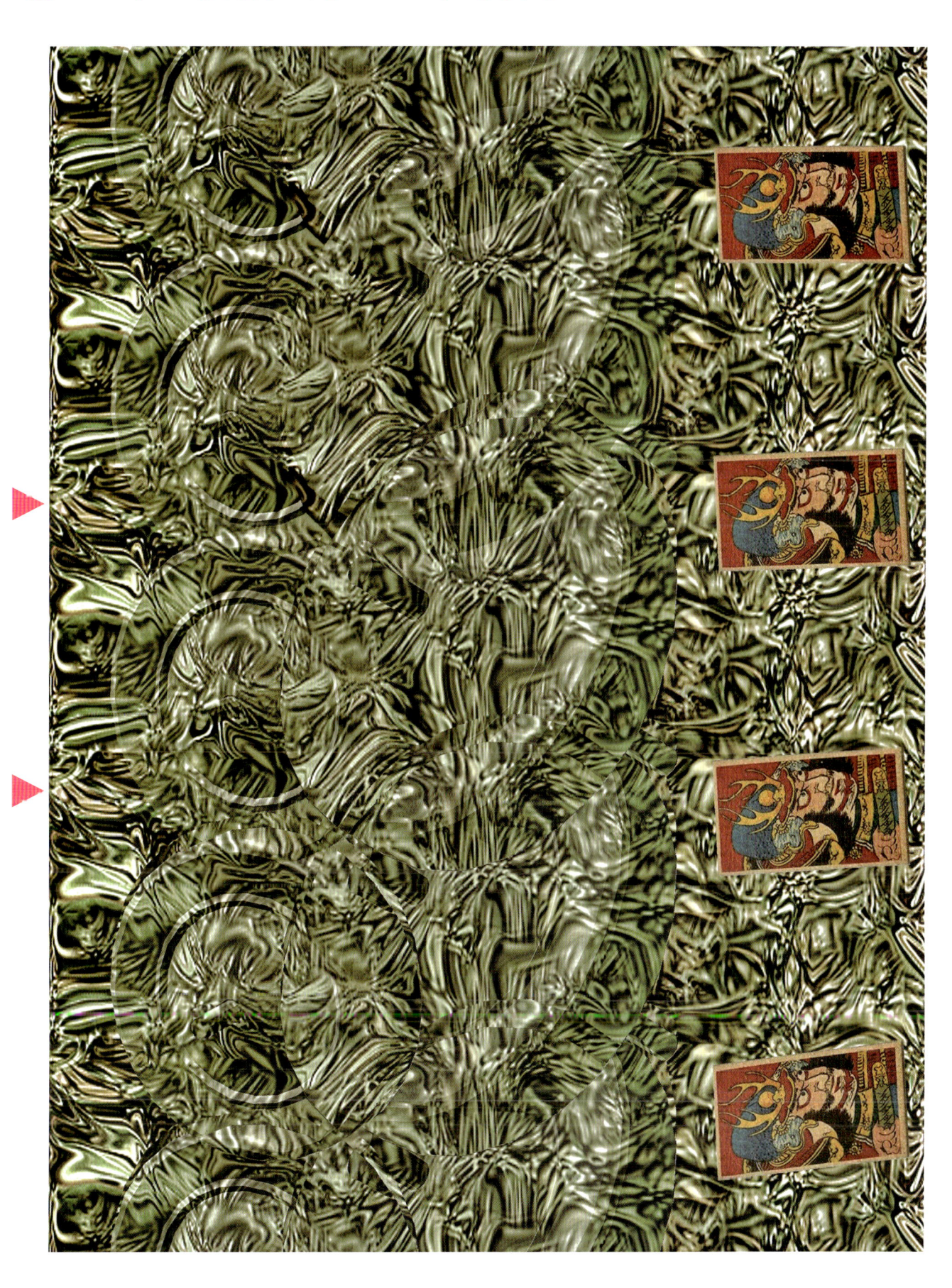

交叉法

㉚ 火災警報器

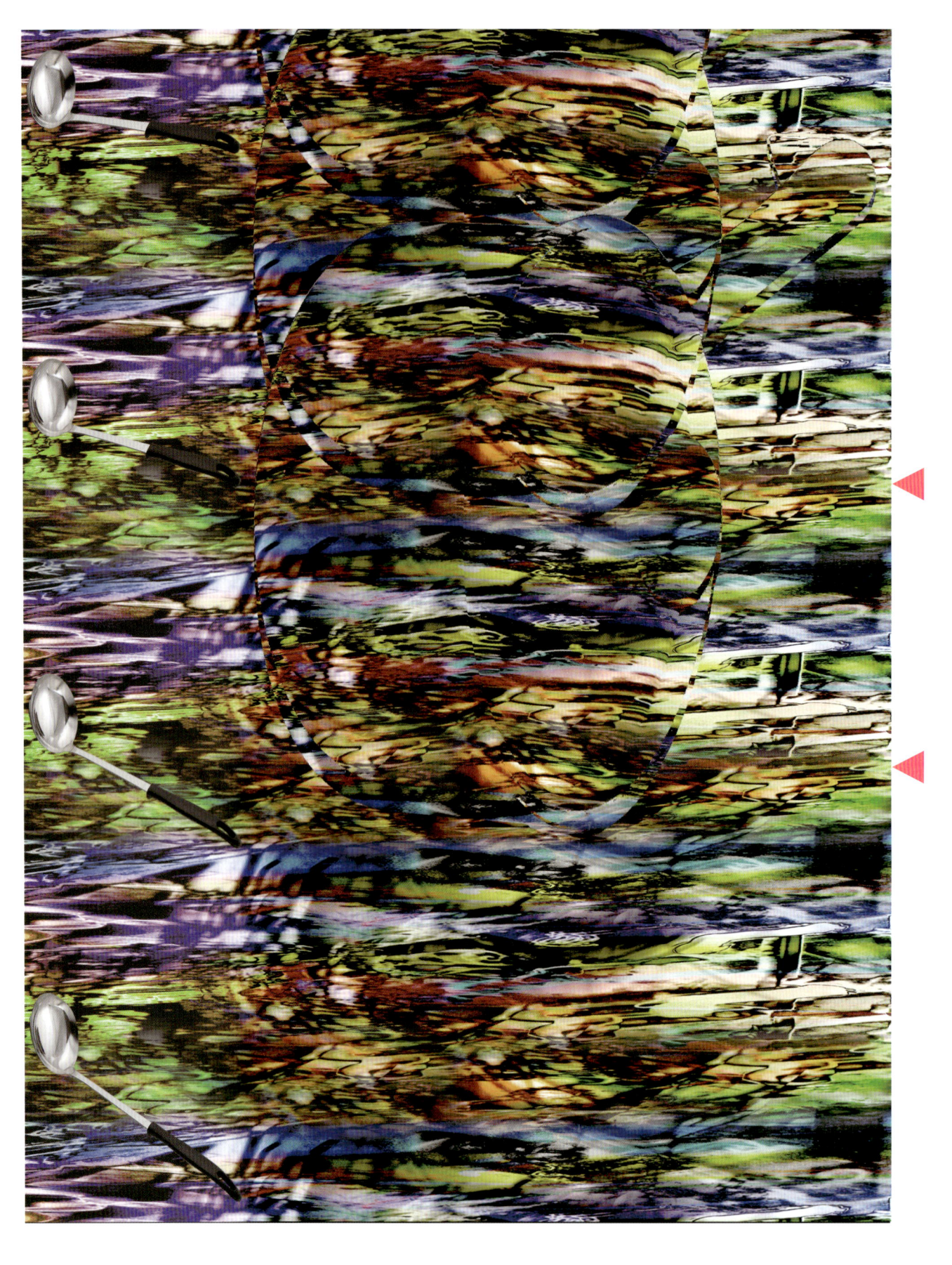

㉛也有穿著旗袍的媽咪

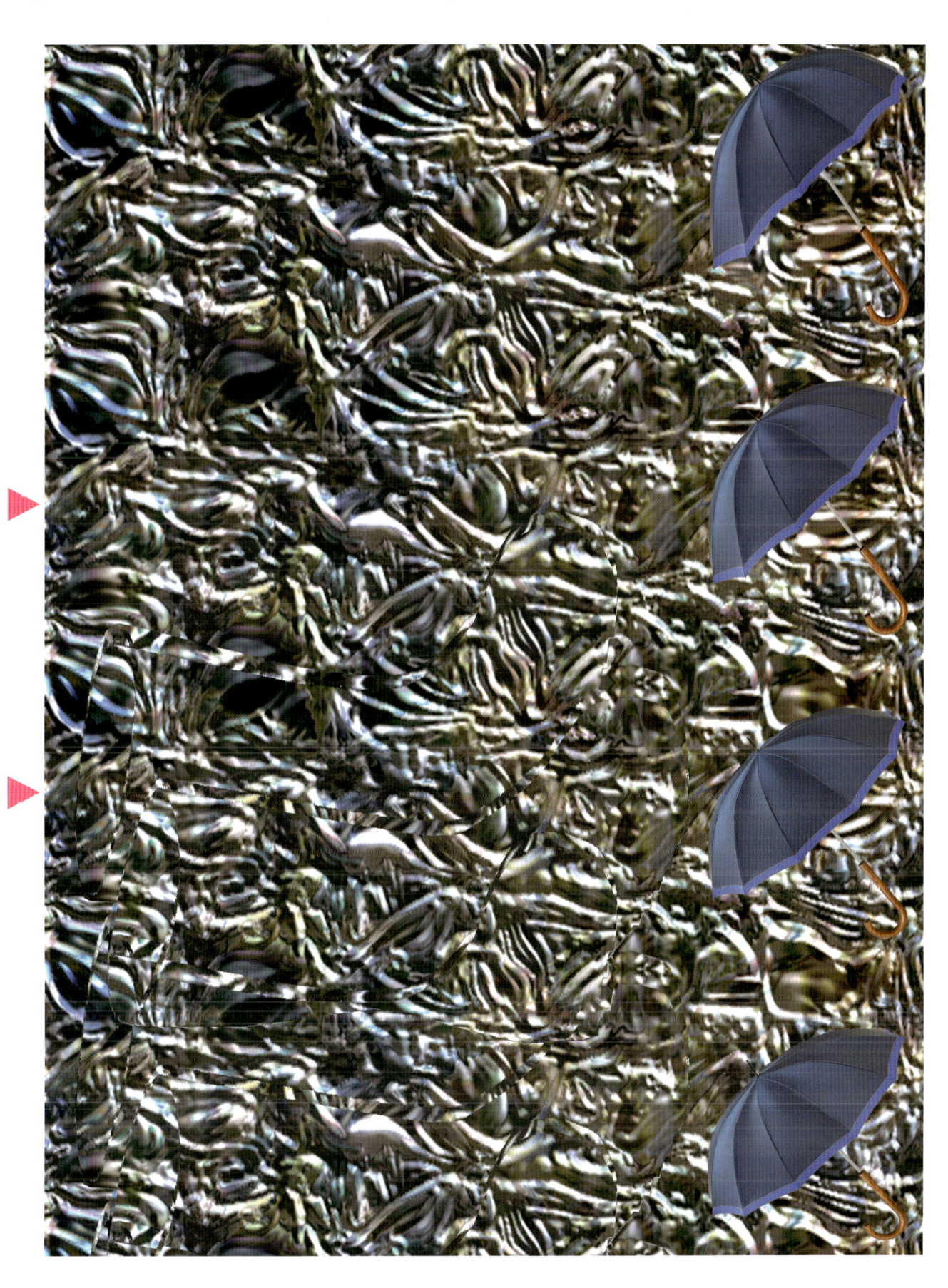

交叉法

㉜ 認知能力を試す画面─

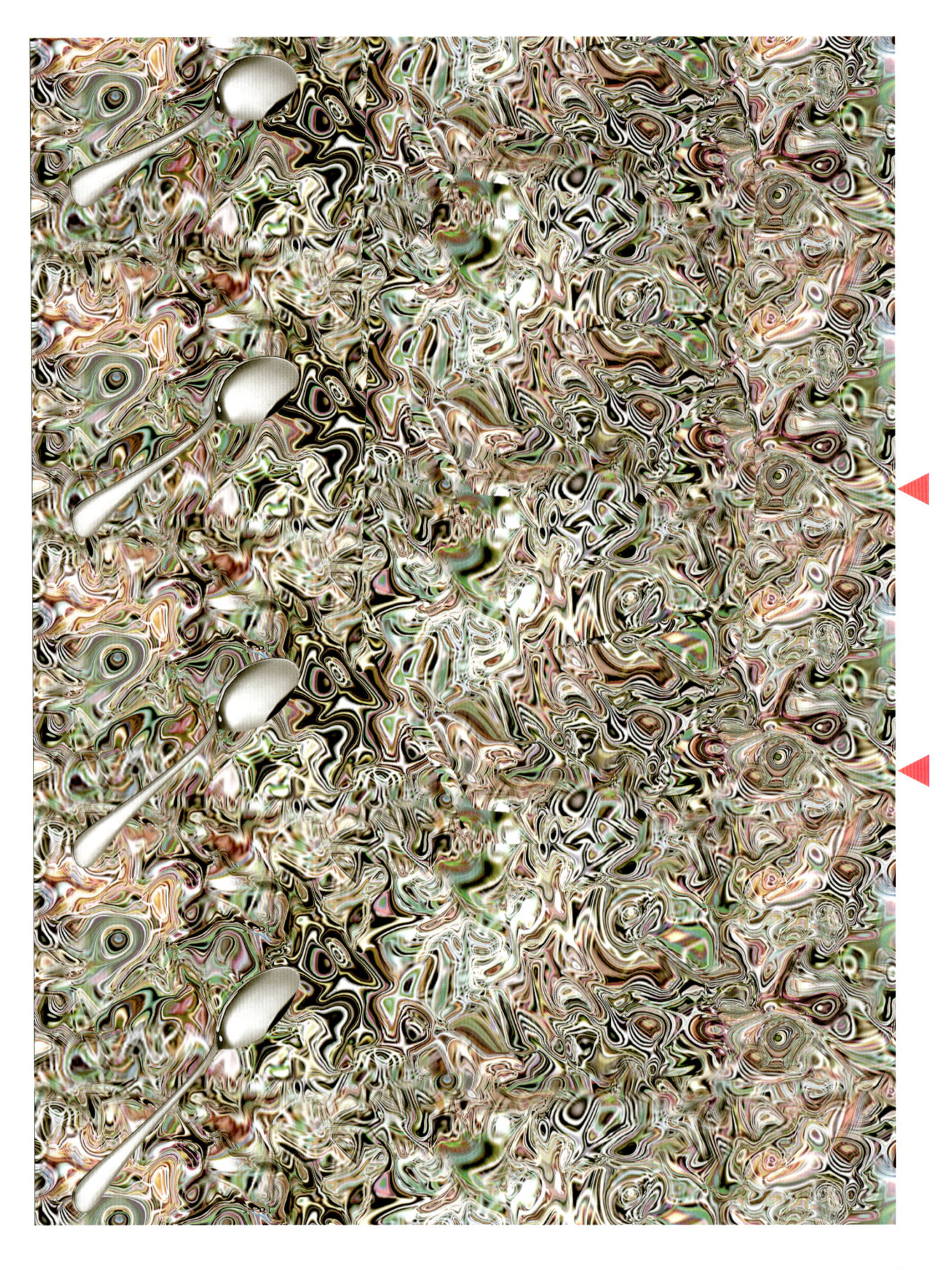

㉝ 吃魷魚還吃鋿魚？

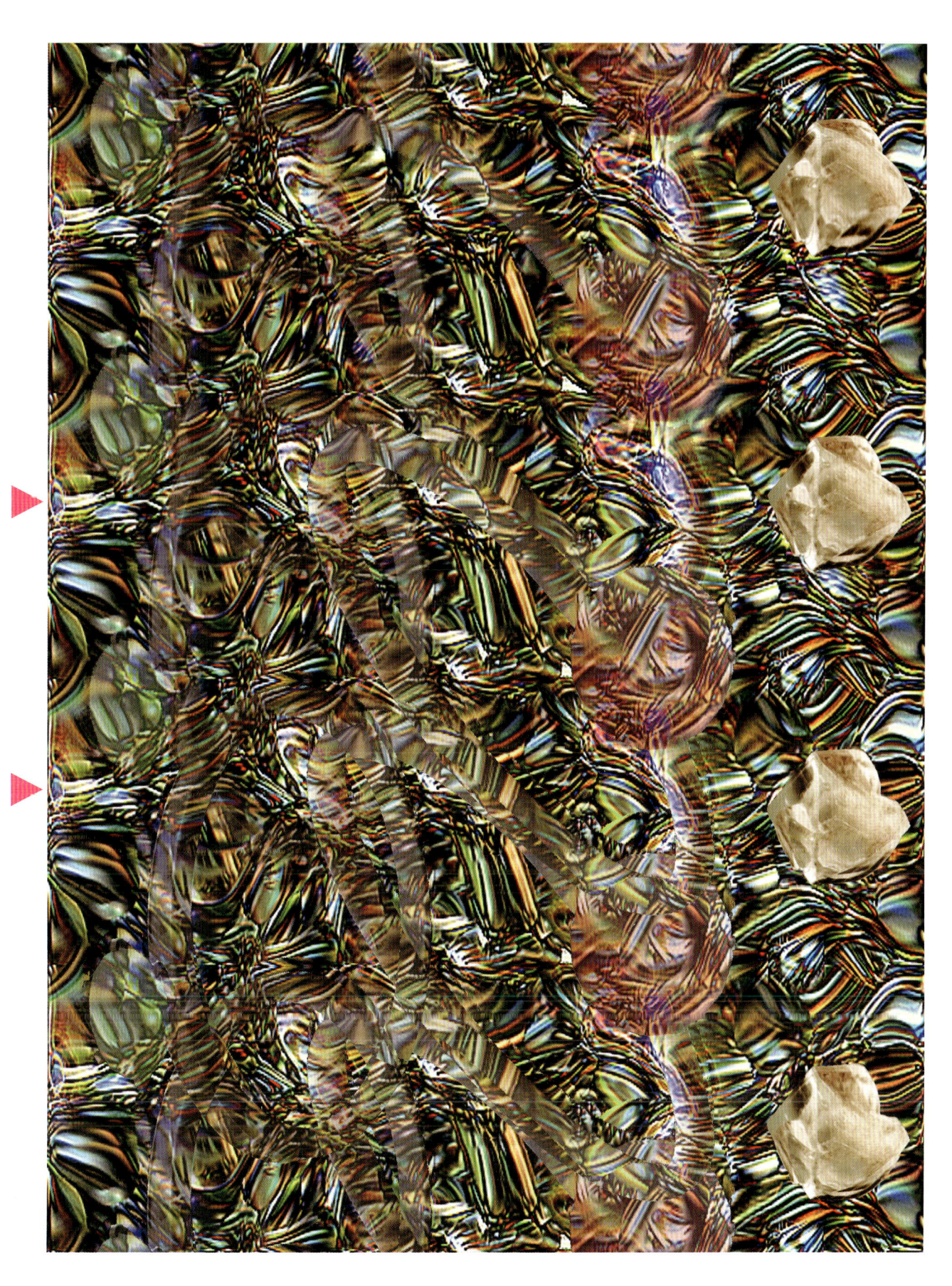

交叉法

49

㉞ 在街上移动的时方

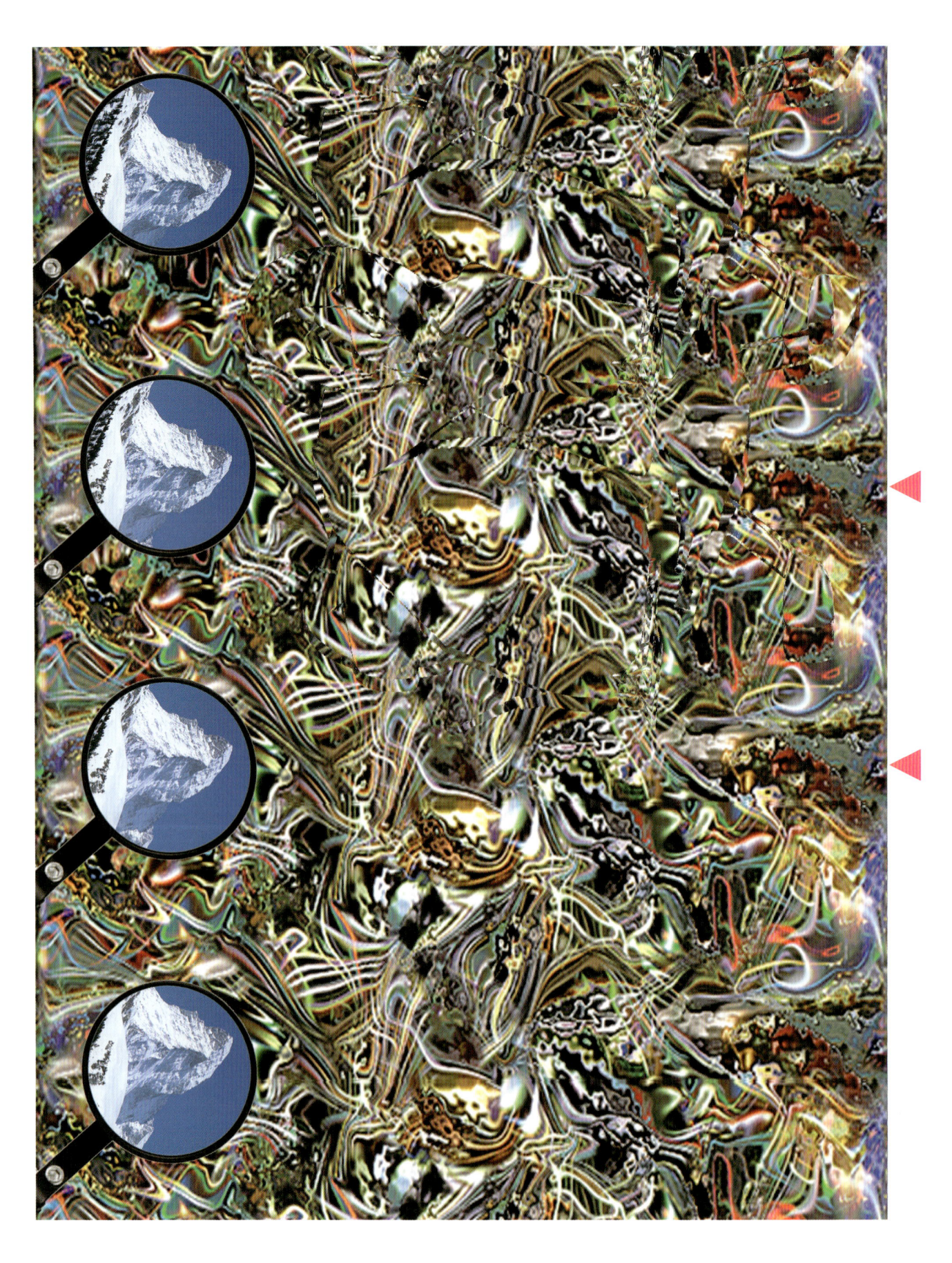

㉟ 水桶接力

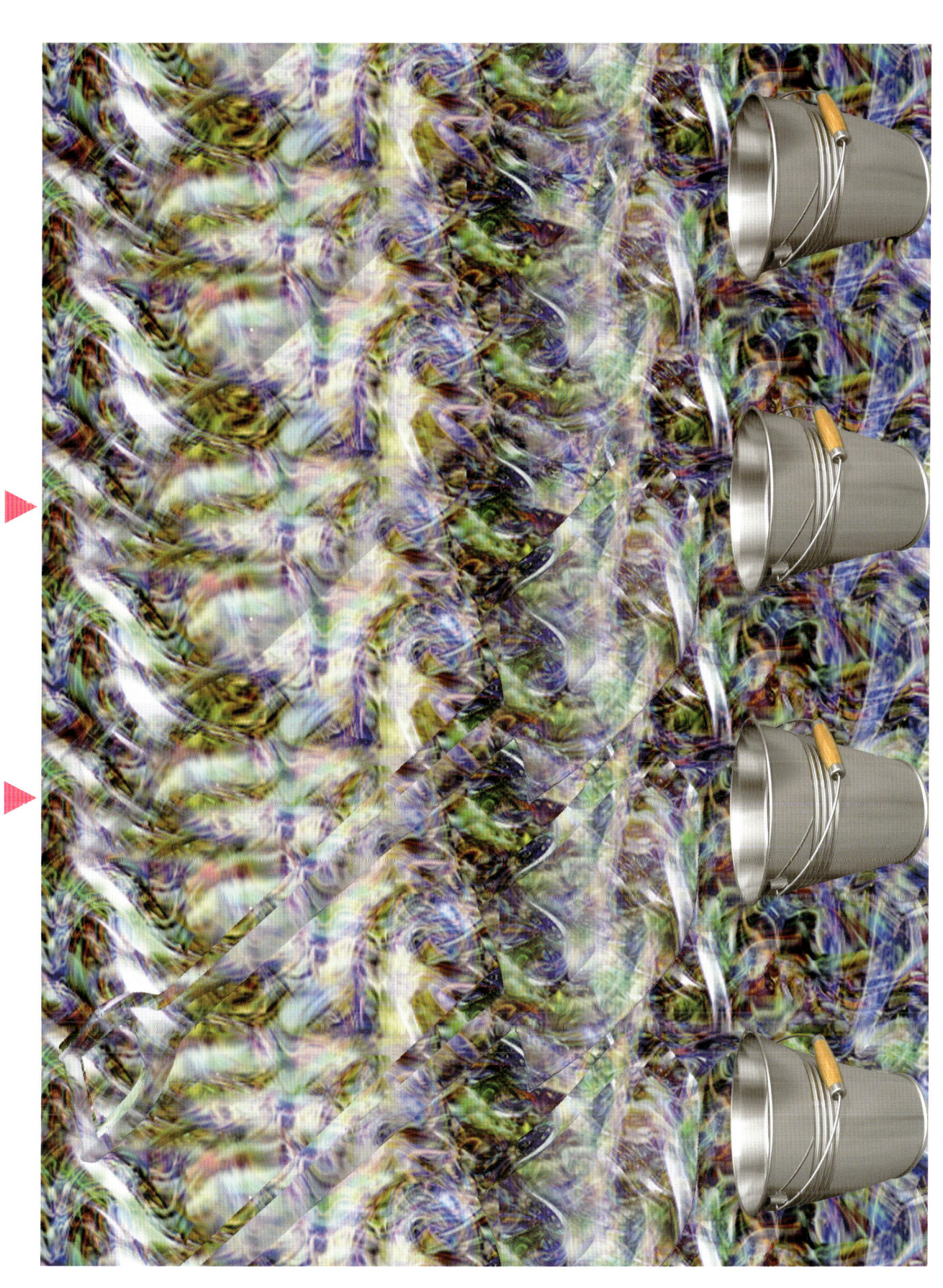

交叉法

㊱ 用兩隻眼睛看

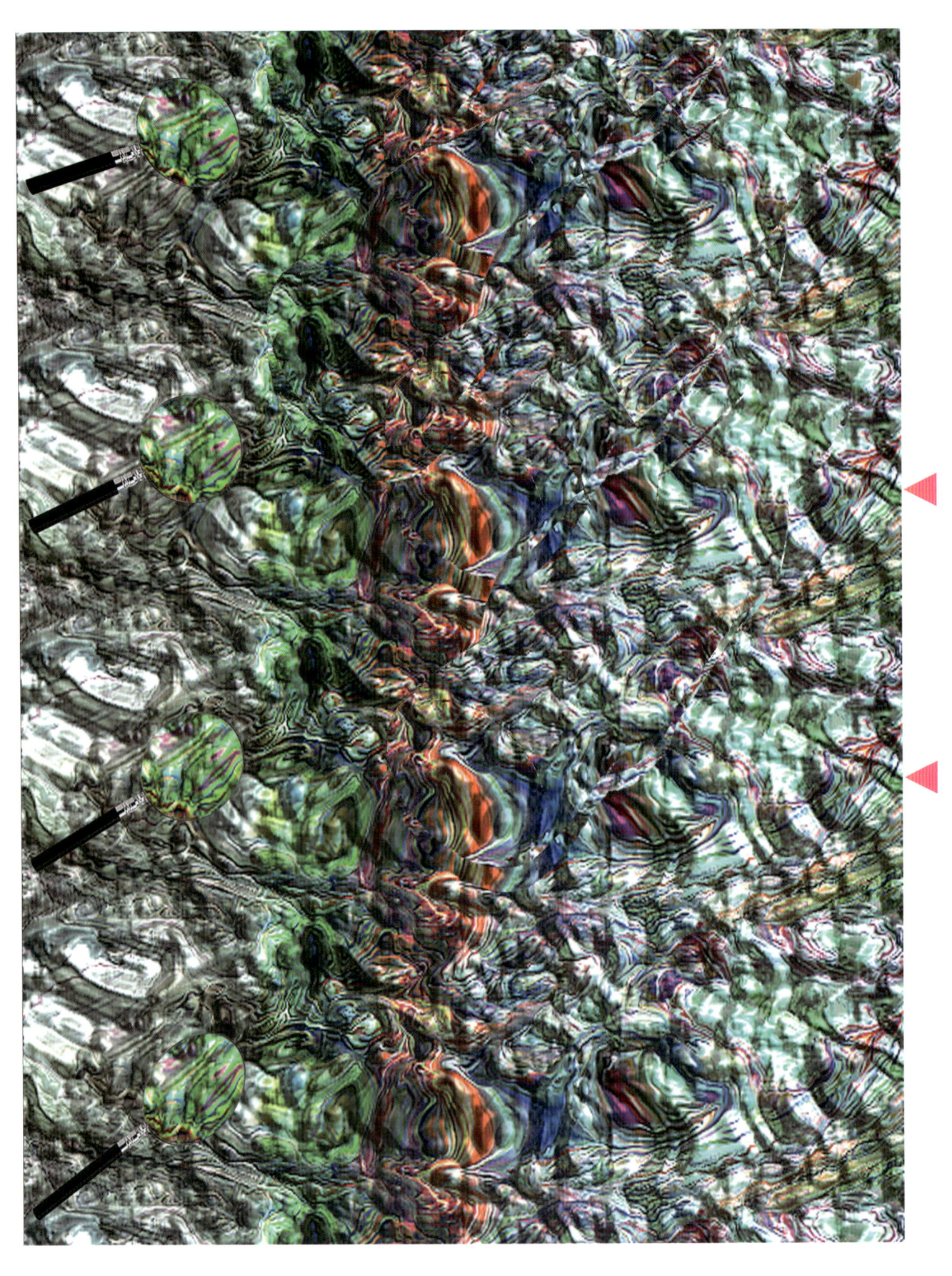

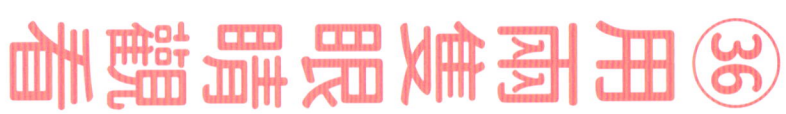

㊲分成好幾個部分

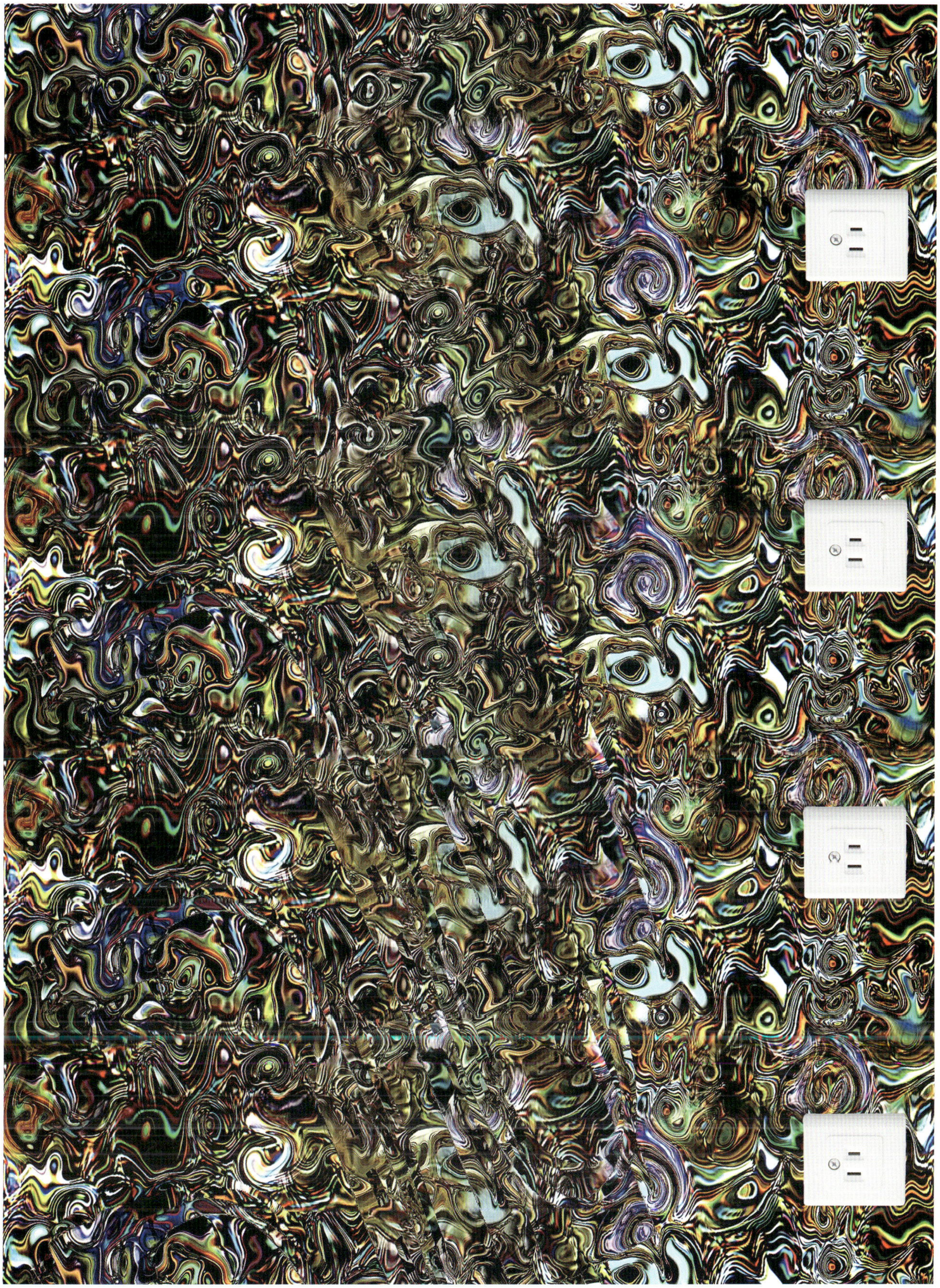

交叉法

㊳ 可以看到猛禽的地方

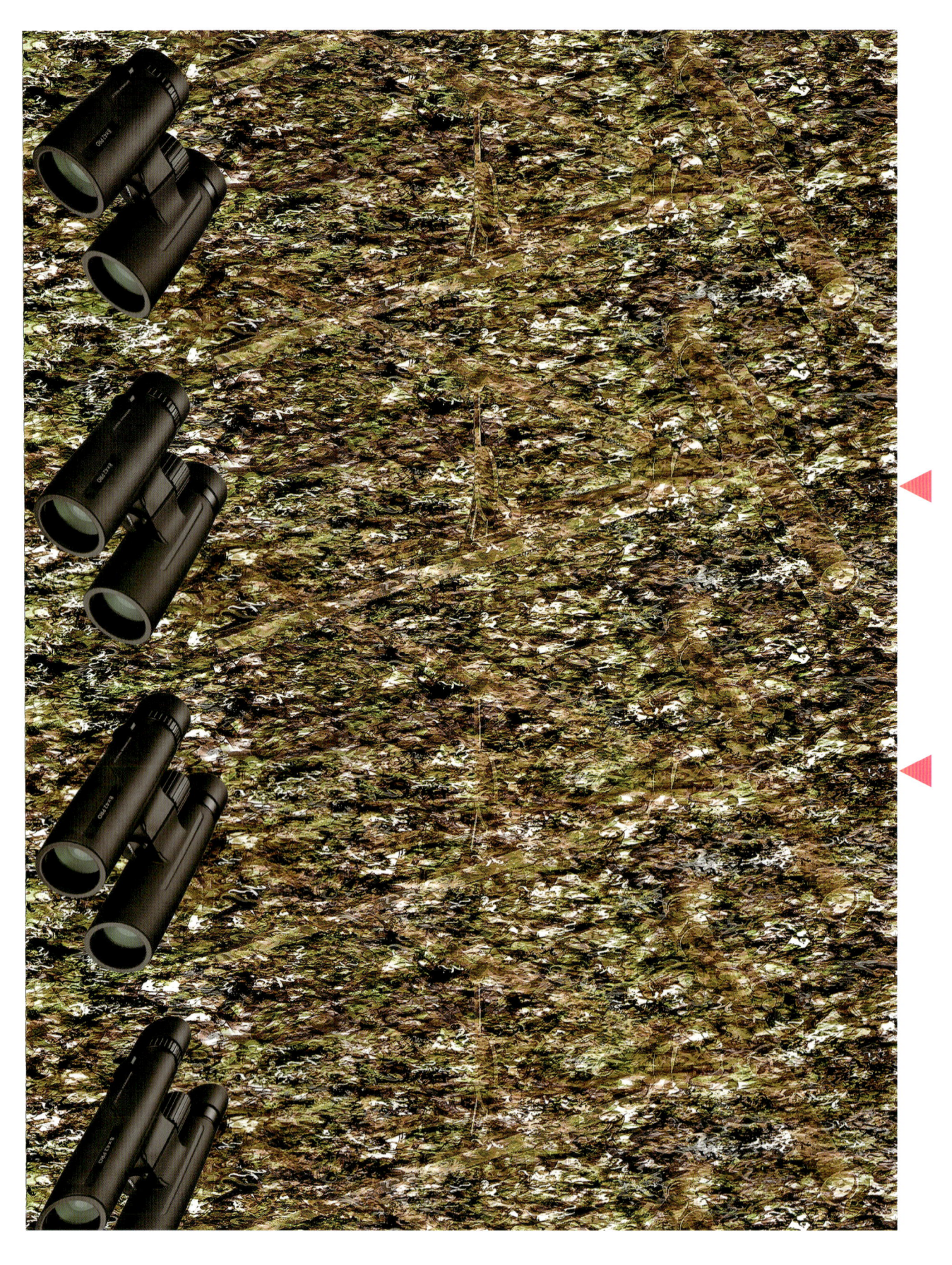

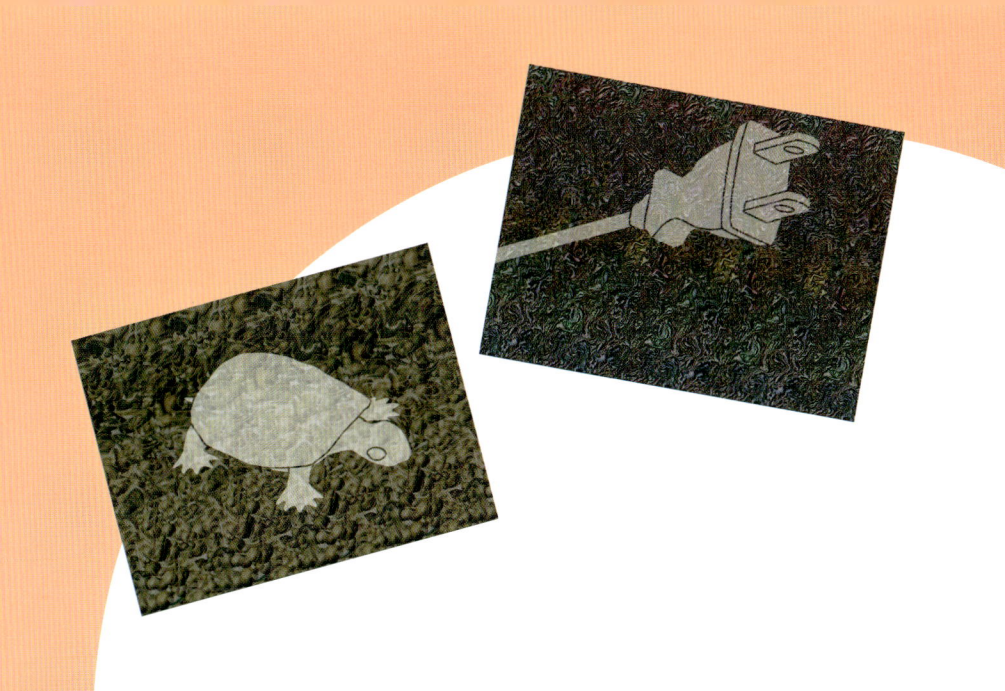

對答案

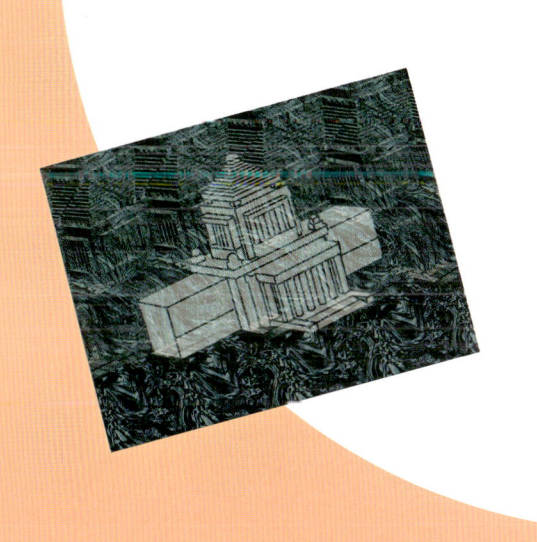

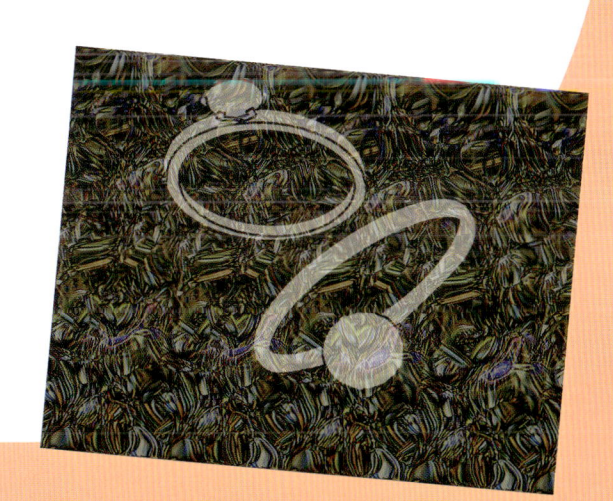

[平行法]

2 要帶哪一個出門？
答案：公事包　　　　P.9

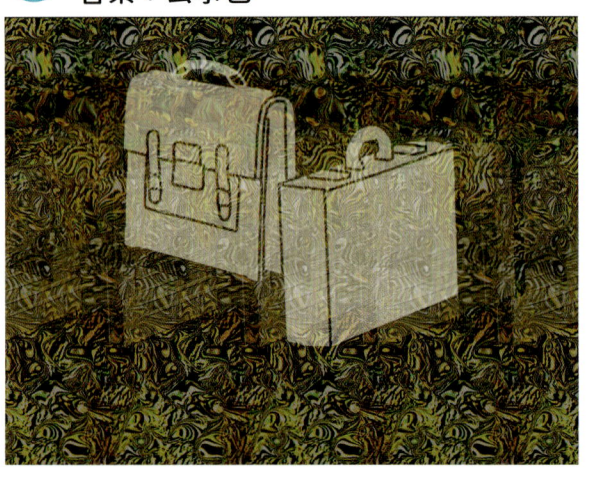

1 背在背上
答案：背包　　　　P.8

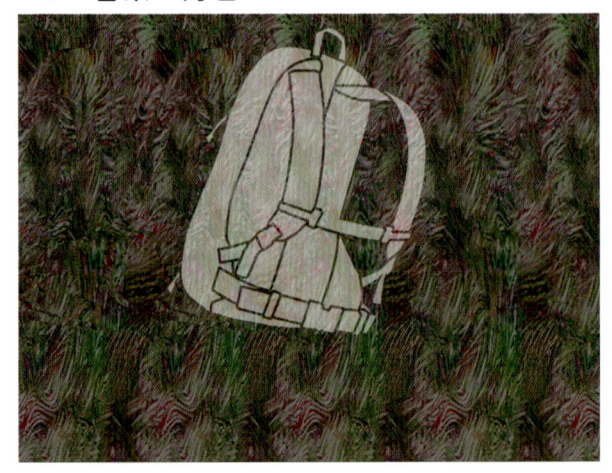

56

④ 一早最先聽到的聲音 答案：公雞　P.11	③ 摺疊收納 答案：摺疊板凳　P.10
⑧ 人類最好的朋友 答案：狗　P.13	⑦ 面壁 9 年 答案：達摩　P.12
⑥ 這是日本的中心嗎？ 答案：國會議事堂　P.15	⑤ 鑽孔 答案：電鑽　P.14

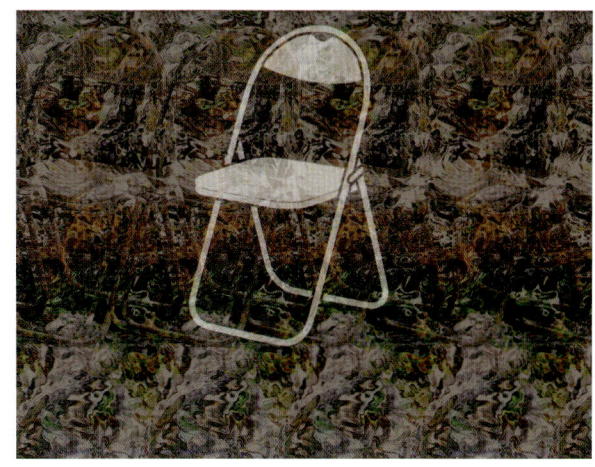

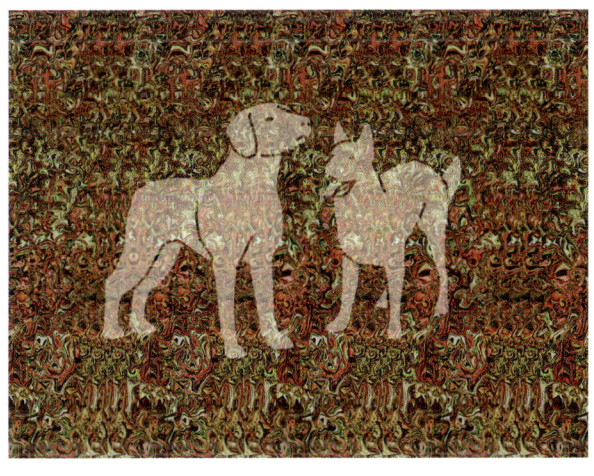

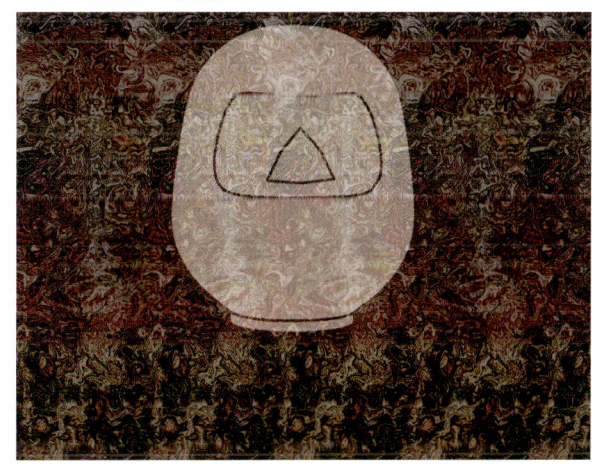

對答案

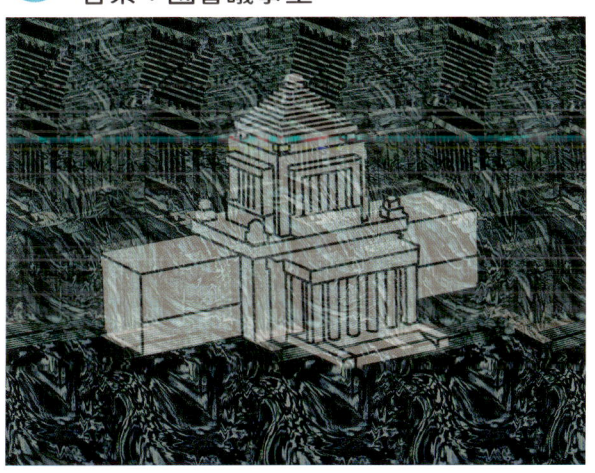

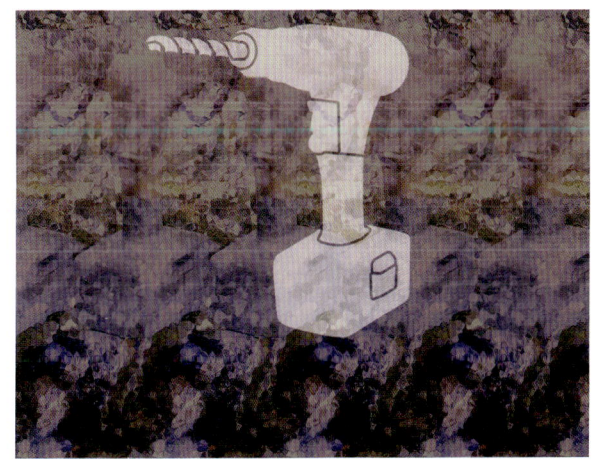

57

⑩ 請搖晃！ 答案：砂槌　　　P.19	⑨ 不要踩空掉下去喔！ 答案：A字梯　　　P.18
⑭ 使用時請插上 答案：插座　　　P.21	⑪ 喂～！ 答案：大聲公　　　P.20
⑫ 叭— 答案：喇叭　　　P.23	⑬ 錄音帶仍舊很受歡迎 答案：卡式錄音機　　　P.22

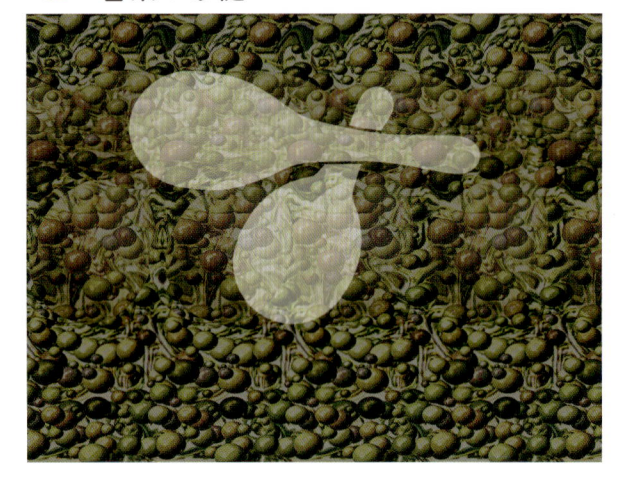

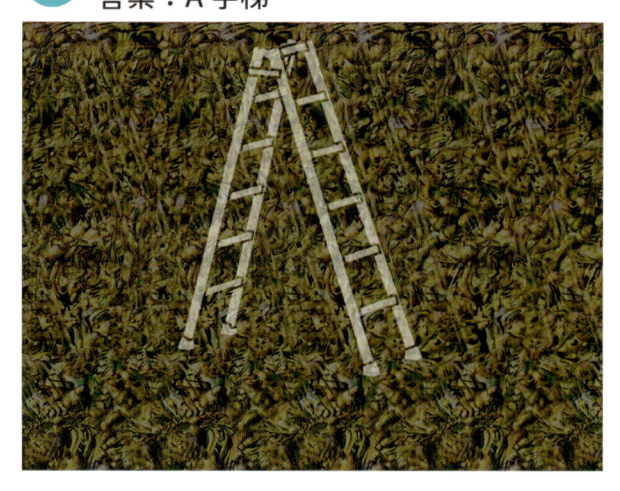

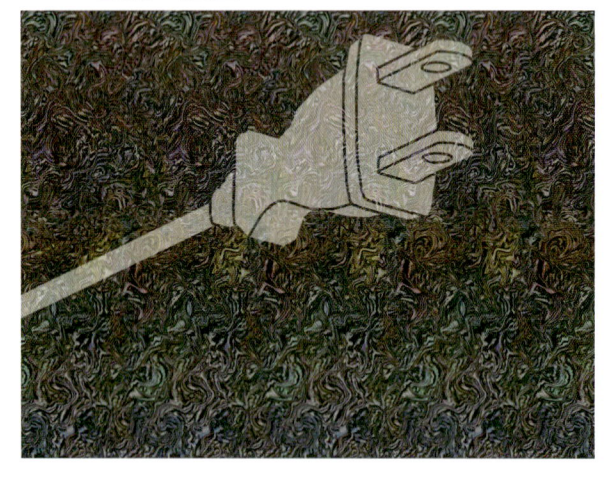

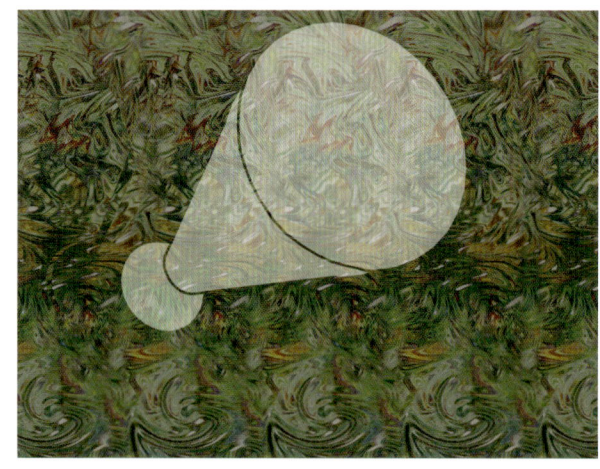

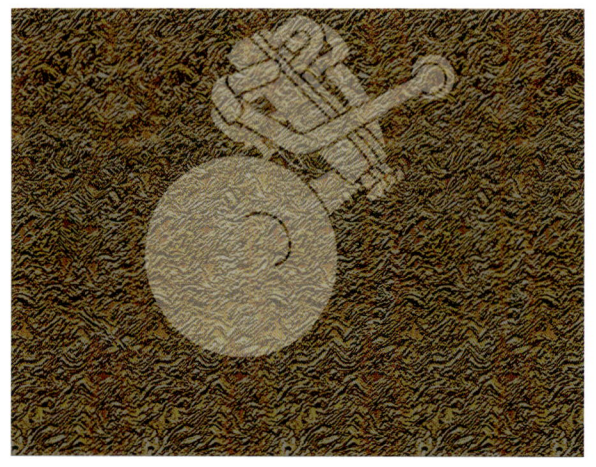

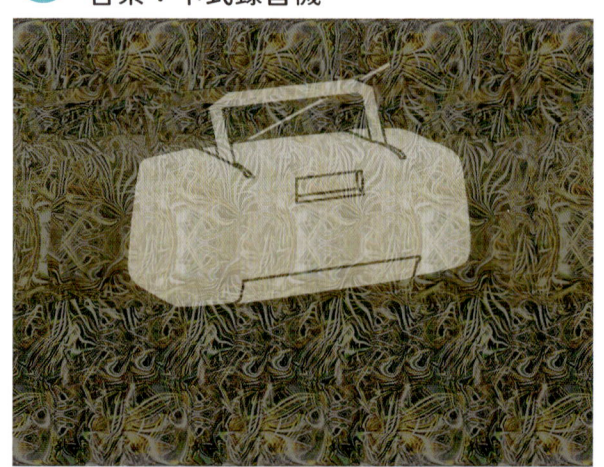

16 以前是腳踏式的 答案：縫紉機　　P.25	15 兒童專用車 答案：三輪車　　P.24
18 製作小麥粉的地方 答案：風車小屋　　P.27	17 太空船的一種 答案：太空梭（Space Shuttle）　P.26
	19 需要依賴風力 答案：帆船　　P.28

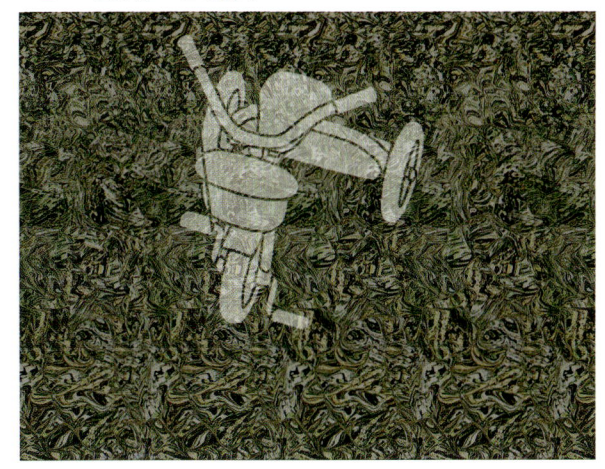

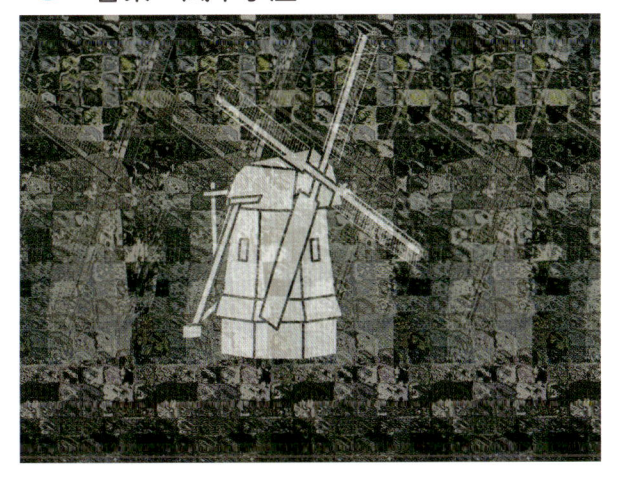

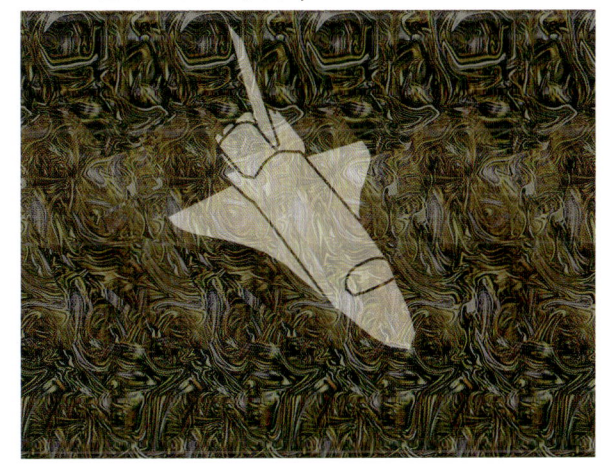

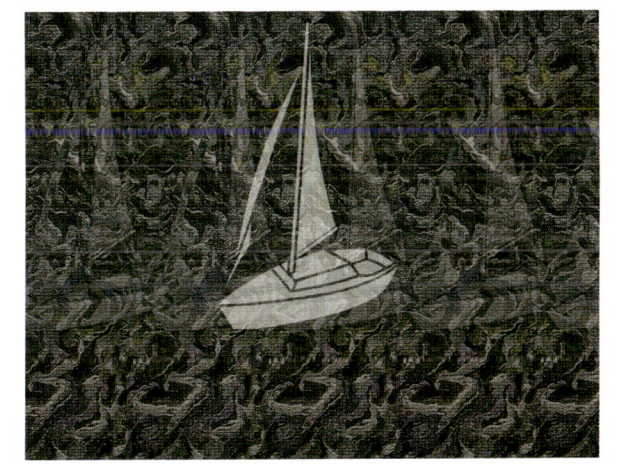

對答案

［交叉法］

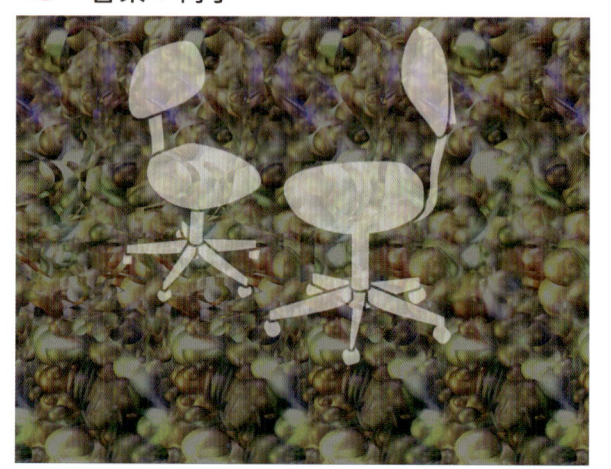

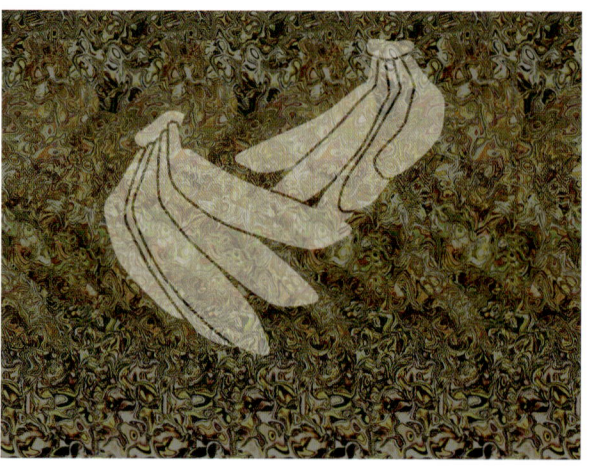

21 Sit down, please!
答案：椅子   P.37

20 首先要剝皮
答案：香蕉   P.36

60

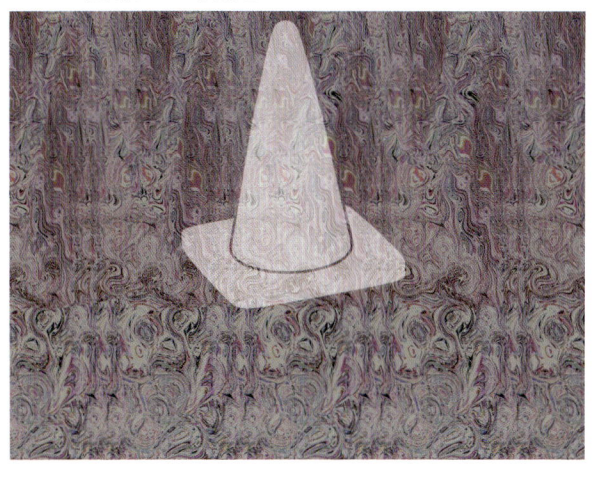

23 稍微休息一下　答案：茶壺　P.39	22 很抱歉請改道通行　答案：三角錐　P.38
25 早期也稱之為火斗　答案：電熨斗　P.41	24 有六根弦　答案：吉他　P.40
27 刨木屑　答案：刨刀　P.43	26 步行相當遲緩　答案：烏龜　P.42

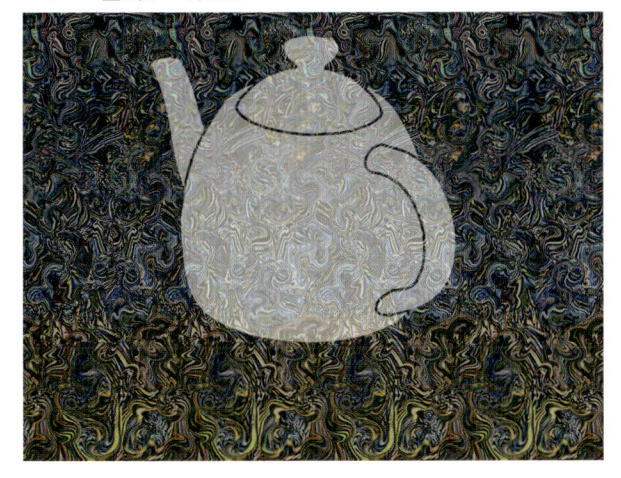

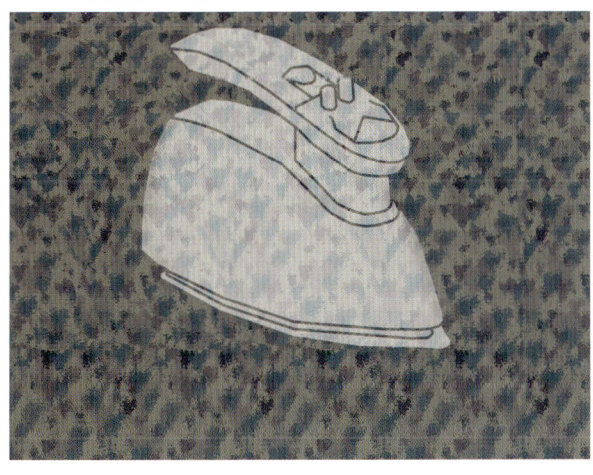

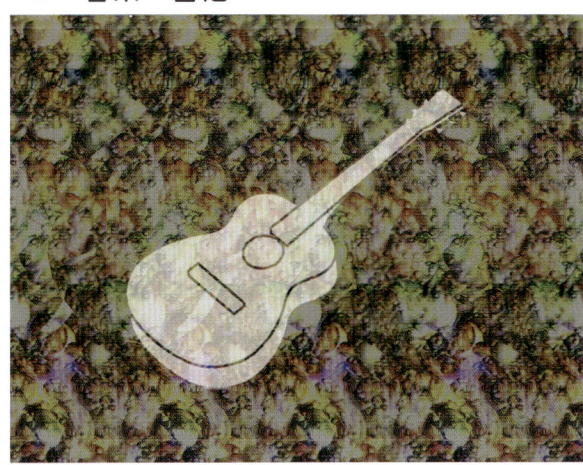

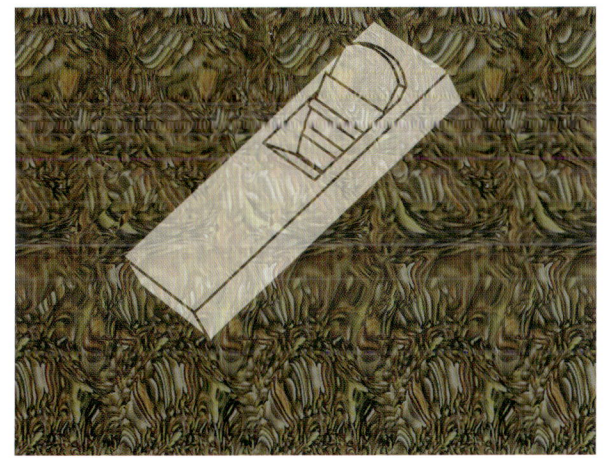

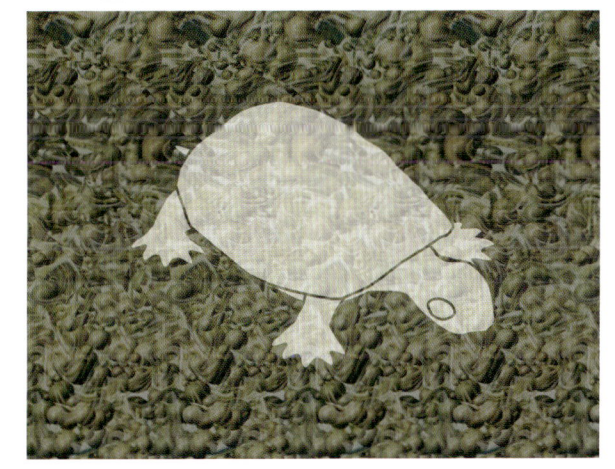

對答案

61

33 農曆新年的童玩　答案：陀螺　P.45	32 不是土瓶蒸喔！　答案：笛音壺　P.44
29 也有穿著這個的貓咪　答案：長靴　P.47	28 可以蒸煮的器具　答案：單柄鍋　P.46
31 是黃金還是鉑金？　答案：戒指　P.49	30 一想到點心就是這個！　答案：布丁　P.48

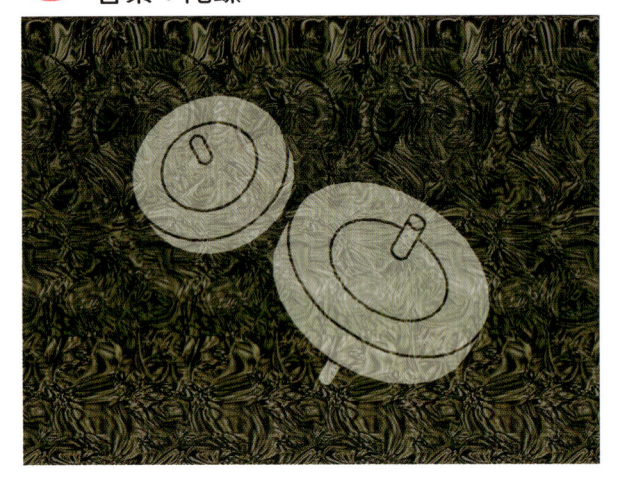

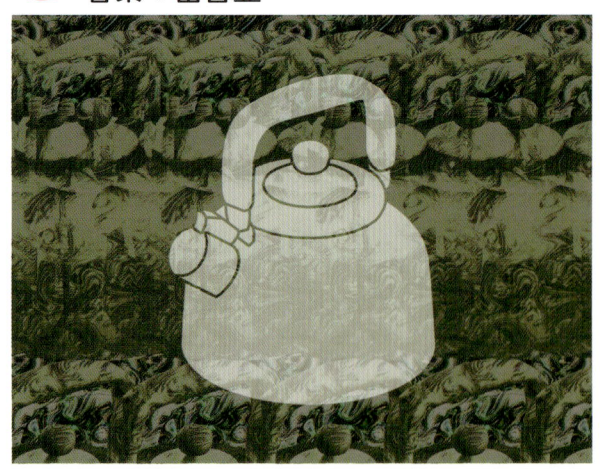

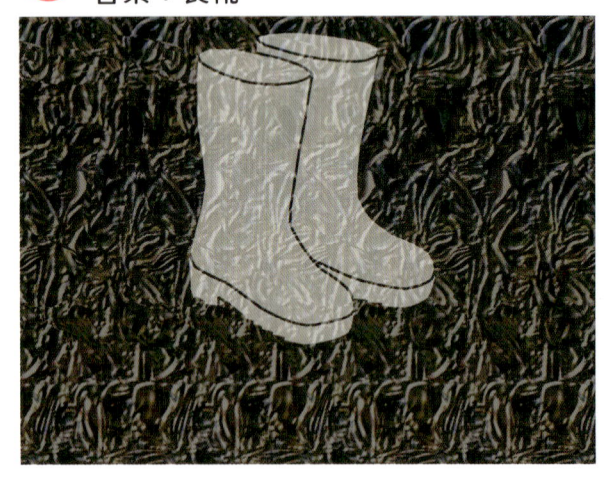

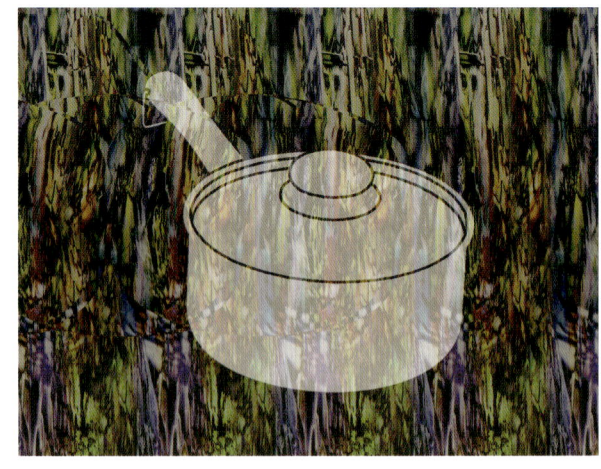

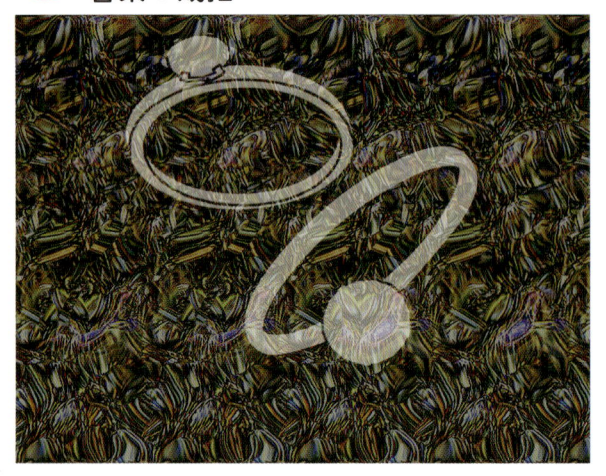

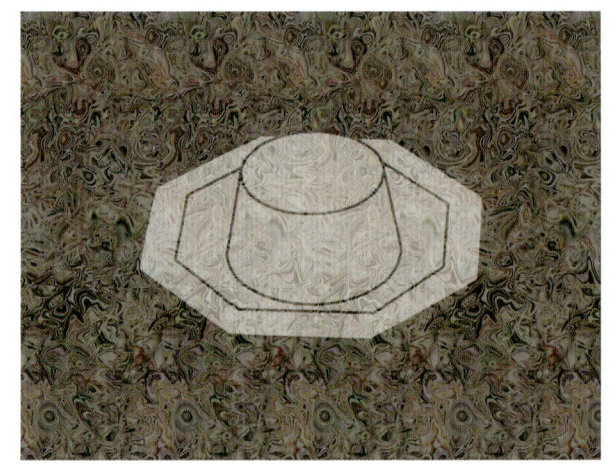

62

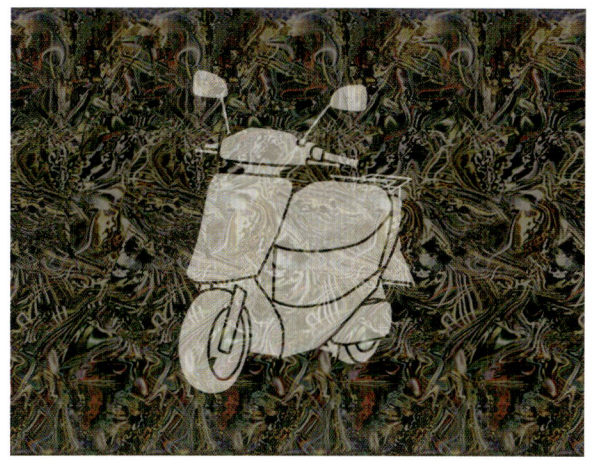

38 只管挖掘　答案：鐵鍬	P.51	**37** 在街上移動相當方便　答案：機車	P.50
35 分成好幾個部分　答案：延長線	P.53	**34** 用兩隻眼睛觀看　答案：望遠鏡	P.52
		36 可以看到遙遠的地方　答案：天文望遠鏡	P.54

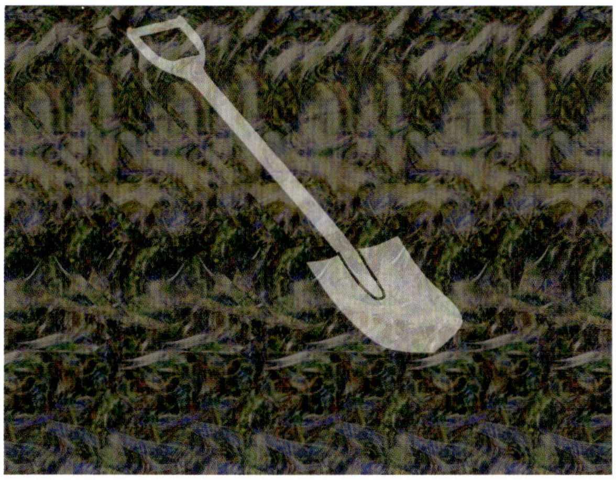

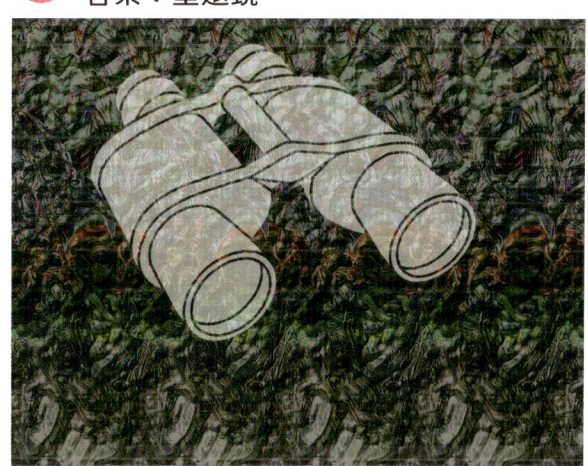

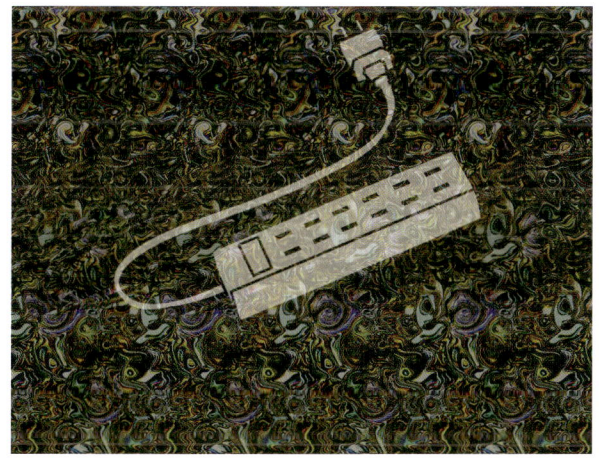

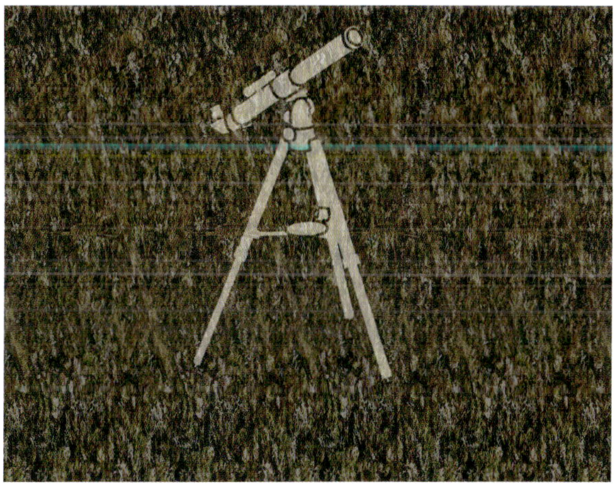

對答案

TITLE

瞬間變鷹眼！提昇視力的3D藝術畫

STAFF

出版	瑞昇文化事業股份有限公司
編著	BOUTIQUE-SHA, Inc.
3D繪圖	喬治3
譯者	闕韻哲
創辦人/董事長	駱東墻
CEO / 行銷	陳冠偉
總編輯	郭湘齡
文字編輯	張聿雯　徐承義
美術編輯	朱哲宏
國際版權	駱念德　張聿雯
排版	朱哲宏
製版	印研科技有限公司
印刷	龍岡數位文化股份有限公司
法律顧問	立勤國際法律事務所　黃沛聲律師
戶名	瑞昇文化事業股份有限公司
劃撥帳號	19598343
地址	新北市中和區景平路464巷2弄1-4號
電話	(02)2945-3191
傳真	(02)2945-3190
網址	www.rising-books.com.tw
Mail	deepblue@rising-books.com.tw
初版日期	2025年3月
定價	NT$250／HK$78

ORIGINAL JAPANESE EDITION STAFF

編集	北條真由美
ブックデザイン	牧陽子、財前和歌子
3Dアート制作	ジョージ3
イラスト	ナムーラミチヨ（p.4）、D＝ジュンク（p.5）

國家圖書館出版品預行編目資料

瞬間變鷹眼!提昇視力的3D藝術畫/
BOUTIQUE-SHA編著；闕韻哲譯. --
初版. -- 新北市：瑞昇文化事業股份
有限公司, 2025.03
64面 ; 21X29.7公分
ISBN 978-986-401-815-4(平裝)

1.CST: 視力 2.CST: 視力保健

416.701　　　　　　　　114001881

國內著作權保障，請勿翻印／如有破損或裝訂錯誤請寄回更換
1 NICHI 5 FUN SHIRYOKU KOUJOU ART (Boutique Mook No.1724)
Copyright©2024 by Boutique-sha, Inc.
Complex Chinese Character rights © 2025 by Rising Publishing Co.,Ltd.
arranged with BOUTIQUE-SHA, Inc. Through Future View Technology Ltd.